沈坤炜 方琼 主编

专家细说乳腺疾病

Specialist's In-depth Breast Diseases

上海科学技术文献出版社

图书在版编目（CIP）数据

专家细说乳腺疾病/沈坤炜等主编.—上海：上海科学技术文献出版社，2011.2
ISBN 978-7-5439-4704-7

I.①专…Ⅱ.①沈…Ⅲ.①乳房疾病-防治 Ⅳ.①R655.8

中国版本图书馆CIP数据核字(2010)第263974号

责任编辑：何　蓉
封面设计：钱　祯

专家细说乳腺疾病

沈坤炜　方　琼　主编

*

上海科学技术文献出版社出版发行
（上海市长乐路746号　邮政编码200040）
全国新华书店经销
江苏常熟市人民印刷厂印刷

*

开本660×990　1/16　印张12.5　字数141 000
2011年2月第1版　2013年11月第3次印刷
ISBN 978-7-5439-4704-7
定价：20.00元
http://www.sstlp.com

主　编　沈坤炜　方　琼

编　者　(按姓氏笔画排序)

毛　艳	方　琼	许　赪	孙　龙
李亚芬	吴佳毅	邱　娴	汪登斌
沈坤炜	张　熙	陈小松	陈伟国
陈婷婷	金晓龙	赵美忠	俞雯琼
姜　敏	娄　莹	殷正昕	唐　炜
唐益清	黄　欧	梅章懿	曹丹霞
詹维伟	裴　艳	瞿文超	

PREFACE 序

随着女性乳腺癌发病率的不断上升,乳腺疾病受到了全社会越来越多的关注,准确诊断乳腺疾病,早期发现、早期治疗乳腺癌,多学科、个体化综合治疗乳腺癌的模式已为业界广泛接受。医学的发展,早期诊断技术的不断改进,更多高效的新药被研发和进入临床应用,使绝大多数的乳腺癌患者能够治愈。

上海交通大学医学院附属瑞金医院乳腺疾病诊治中心在病房设施、管理流程和医疗团队水平等软硬件方面都处于国内领先地位。"中心"采用国际先进的乳腺疾病跨学科诊治一体化模式,为患者提供从诊断、治疗到康复的乳腺疾病诊治"一站式"高水平医疗服务。

"中心"医护人员所撰写的《专家细说乳腺疾病》一书,全方位、多角度、多学科,深入浅出地阐述了乳腺疾病的病因、诊断、治疗、康复和护理。本书编者从患者的角度出发,以人文精神为主导,以回答临床问题为切入点,详细介绍了乳腺疾病的相关知识。书中既有科普知识的宣教,亦涵盖了现代医学的最新进展。希望本书能对广大患者及其家属,以及相关的医务工作者同仁有所帮助。

上海交通大学医学院附属
瑞金医院名誉院长
外科终身教授

FOREWORD 前言

21世纪生命科学迅猛发展,乳腺疾病的治疗方法日新月异,普及与提高医学知识是我们临床医务工作者的重要职责。应全社会正确认知乳腺疾病的迫切需求,我们组织相关人员编写此书,以期有益于保障女性健康。

乳房不仅具有哺乳的生理功能,更是美学的重要象征。本书以临床实用问答的形式进行编排,重点介绍了认知乳房的常识、正确检查乳房的方法以及乳腺良、恶性疾病的预防、诊断与治疗,并详尽讲解了乳腺癌术后的护理、康复与随访。

本书可供医院相关科室医务工作者和基层医务人员在临床工作、专业培训及健康宣教中阅读参考,更适合患者和家属阅读。不同读者在不同情况下可以以不同的方式、不同的细致程度进行研读。

本书是上海交通大学医学院附属瑞金医院乳腺疾病诊治中心全体同仁的心血之作,在编写过程中得到了瑞金医院名誉院长、外科终身教授李宏为老师的亲自指点,上海科学技术文献出版社何蓉编审的精心修改,上海中医药大学附属曙光医院中医乳腺科专家的大力支持,在此一并向他们致以衷心的谢意。

我们力求完美地将本书呈现于广大读者面前,然由于种种局限,难免存在不妥和疏漏之处,恳请广大读者指正,以便再版时修正和补充。

上海交通大学医学院附属瑞金医院
乳腺疾病诊治中心主任
沈坤炜

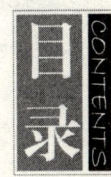

专·家·细·说·乳·腺·疾·病

了解你的乳房

- 乳腺的基本结构和功能如何？ / 1
- 乳房的正常发育是怎样的？ / 3
- 什么是副乳？ / 4
- 日常生活中如何保养乳房？ / 5
- 生育与乳房健康的关系如何？ / 6
- 常见的乳房问题有哪些？ / 7
- 男性也要关心乳腺健康吗？ / 7

乳腺的检查方法

乳房自我检查 / 9

- 乳房自我检查的方法是怎样的？ / 9
- 什么时候进行乳房自我检查才合适？ / 11
- 自我检查发现肿块怎么办？ / 12

乳腺超声检查 / 12

- 乳腺超声检查有哪些优势？ / 12
- 哪些情况建议进行乳腺超声检查？ / 13

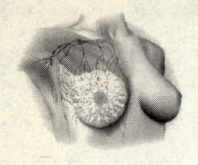

- 如何读懂乳腺超声报告？ / 14
- 乳腺超声检查的正常声像图是怎样的？ / 14
- 乳腺常见病变的声像图分别是怎样的？ / 14

乳腺X线检查 / 16

- 乳腺钼靶检查有何价值？ / 16
- 哪些情况需要进行乳腺X线检查？ / 17
- 如何看懂乳腺X线片和报告？ / 17
- 正常乳腺的X线表现是怎样的？ / 17
- 常见乳腺疾病的X线表现如何？ / 18
- 乳腺钼靶检查需要注意的有哪些？ / 20

乳腺磁共振检查 / 21

- 乳腺磁共振检查有哪些优点？ / 21
- 哪些情况需要做乳腺磁共振检查？ / 22
- 怎样读懂你的乳腺磁共振报告？ / 23
- 正常乳腺的磁共振表现是怎样的？ / 23
- 常见乳腺疾病的磁共振表现如何？ / 24

乳腺其他检查方法 / 25

- 乳头溢液涂片检查的目的是什么？ / 25
- 如何读懂乳头溢液涂片报告？ / 25
- 乳管镜检查的价值如何？ / 25
- 如何读懂乳管镜检查报告？ / 26
- 乳腺细针穿刺检查的作用如何？ / 27
- 乳腺粗针穿刺检查的价值何在？ / 28

常见乳腺良性疾病

乳腺囊性增生症(小叶增生)及乳腺囊肿 / 30

- 乳腺增生是由哪些原因造成的？哪些人比较容易发生？ / 30
- 乳腺囊性增生症有哪些临床表现？ / 30

- 乳腺囊性增生症的影像学表现是怎样的？ / 31
- 如何诊断乳腺囊性增生症？ / 32
- 乳腺囊性增生症会恶变吗？ / 33
- 影响乳腺囊性增生症恶变的因素有哪些？ / 33
- 乳腺囊性增生症如何治疗？ / 34
- 男性也会发生乳腺增生吗？ / 35
- 男性乳腺增生的临床表现如何？ / 36
- 男性乳腺增生如何诊断及鉴别诊断？ / 37
- 男性乳腺增生如何治疗？ / 38

乳腺良性肿瘤 / 39

- 乳腺纤维腺瘤有哪些临床表现？ / 39
- 乳腺纤维腺瘤的影像学表现如何？ / 39
- 乳腺纤维腺瘤如何诊断？ / 40
- 乳腺纤维腺瘤如何治疗？ / 40
- 乳腺纤维腺瘤会恶变吗？ / 41
- 何谓乳腺脂肪瘤？ / 42
- 何谓乳腺错构瘤？ / 42
- 何谓乳腺平滑肌瘤？ / 43
- 何谓乳腺淋巴管瘤？ / 43
- 何谓乳腺分叶状肿瘤？ / 43

乳头溢液 / 44

- 乳头溢液有哪些原因？ / 44
- 导管内乳头状瘤的临床表现如何？ / 45
- 如何诊断导管内乳头状瘤？ / 46
- 乳头溢液与乳腺癌的关系如何？ / 47
- 导管内乳头状瘤与导管内癌如何治疗？ / 47

急性乳腺炎 / 48

- 乳腺炎是如何发生的？ / 48
- 急性乳腺炎的临床表现如何？ / 49

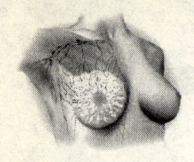

- 急性乳腺炎如何诊断？ / 49
- 急性乳腺炎如何治疗？ / 50
- 急性乳腺炎如何预防？ / 51

浆细胞性乳腺炎 / 51
- 浆细胞性乳腺炎是怎样一种疾病？ / 51
- 浆细胞性乳腺炎的临床表现如何？ / 52
- 浆细胞性乳腺炎如何诊断？ / 52
- 浆细胞性乳腺炎如何治疗？ / 53

乳腺恶性肿瘤

乳腺癌 / 55
- 乳腺癌的发病情况如何？ / 55
- 哪些妇女更容易患乳腺癌？ / 56
- 乳腺癌是否很可怕？ / 57
- 有哪些因素可以导致乳腺癌发生？ / 58
- 乳腺癌好发于什么位置？ / 60
- 乳腺癌分哪些种类？ / 60
- 一侧乳腺癌手术后对侧还会生乳腺癌吗？ / 63
- 乳腺癌主要转移途径有哪些？ / 64

乳腺癌的危险因素和预防 / 65
- 乳腺癌是否有家族倾向性？ / 65
- 雌激素与乳腺癌的关系如何？口服避孕药或使用激素替代治疗是否容易导致乳腺癌？ / 66
- 乳腺癌与饮食习惯有关系吗？ / 67
- 生活方式与乳腺癌的关系如何？ / 68
- 还有哪些乳腺癌的危险因素？ / 69

乳腺癌的诊断检查 / 70
- 有哪些方法可以早期诊断乳腺癌？ / 70
- 临床上常用的乳腺癌诊断检查有哪些？ / 71

- 已经做了体格检查和影像学检查，为什么还要做病理检查？ /73
- 发现乳房有肿块该怎么办？ /74
- 乳腺癌有哪些表现？ /75
- 乳腺癌临床如何分期？ /78
- 了解乳腺癌分期的信息对乳腺癌患者有何意义？ /81
- 乳腺癌常见病理类型有哪些？ /82
- 还有哪些特殊类型乳腺癌？ /83
- 乳腺导管内癌如果不及时治疗是否会发展成浸润性癌？ /83
- 小叶原位癌是否会发展成浸润性癌？ /84
- 乳腺癌病理分型与治疗的关系如何？ /84
- 非浸润性乳腺癌如何治疗？ /85
- 浸润性乳腺癌如何治疗？ /85

乳腺癌的手术治疗 /87

- 乳腺癌手术治疗的重要性如何？有哪些手术方式？ /87
- 哪些患者适合保乳手术，哪些患者不适合保乳手术？ /89
- 如何既把肿瘤清除干净又保留乳房形象？ /90
- 为什么要做淋巴结清扫术？ /91
- 什么是前哨淋巴结活检？ /91
- 哪些情况不宜或暂时不宜手术治疗？ /92
- 乳腺癌的病理报告怎么看？ /93

乳腺癌的化学治疗 /95

- 乳腺癌患者为什么要进行化学治疗？ /95
- 哪些患者需要进行术前化疗？ /96
- 哪些患者需要进行术后化疗？ /98
- 乳腺癌常用化疗药物种类及代表药物有哪些？ /100
- 常用的乳腺癌化疗方案有哪些？ /103
- 常见的化疗药物有哪些毒副作用？ /105
- 如何预防和处理化疗不良反应？ /106

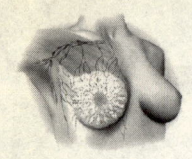

乳腺癌的放射治疗 / 111
- 乳腺癌放射治疗原理是怎样的? / 111
- 乳腺癌放射治疗技术有哪些? / 112
- 哪些患者需要接受术后辅助放疗? / 112
- 哪些患者应该接受术前新辅助放疗? / 113
- 哪些复发转移性乳腺癌患者应该接受放疗? / 113
- 放射治疗的时机与治疗时间如何? / 114
- 乳腺癌放疗的不良反应有哪些? / 115
- 如何预防及处理放疗的不良反应? / 116

乳腺癌的内分泌治疗 / 118
- 乳腺癌内分泌治疗原理是怎样的? / 118
- 哪些患者适合接受内分泌治疗? / 119
- 内分泌治疗药物有哪些? / 120
- 如何选择内分泌治疗药物? / 121
- 内分泌治疗的不良反应有哪些? / 122
- 如何预防及处理内分泌治疗不良反应? / 124
- 什么是乳腺癌去势治疗? / 125
- 哪些患者需要去势治疗? / 126
- 去势治疗的方法和不良反应如何? / 126

乳腺癌的靶向治疗 / 127
- 乳腺癌靶向治疗的原理是怎样的? / 127
- 乳腺癌靶向治疗有何意义? / 128
- 哪些患者需要靶向治疗? / 129
- 靶向治疗的方案和疗程如何? / 130
- 靶向治疗需注意的事项有哪些? / 131

乳腺癌的中医治疗 / 132
- 中医对乳腺癌是如何认识的? / 132
- 乳腺癌中医如何辨证分型及治疗? / 133
- 乳腺癌术后中医如何辨证治疗? / 134

- 乳腺癌术后如何"扶正"？ / 134
- 乳腺癌术后如何"祛邪"？ / 135
- "扶正"与"祛邪"如何协调？ / 136
- 中医如何因时治疗？ / 137
- 乳腺癌术后并发症的中医如何治疗？ / 137
- 乳腺癌术后如何调理？ / 138
- 浆细胞性乳腺炎中医如何治疗？ / 139
- 中医如何治疗急性乳腺炎？ / 141

乳腺癌康复护理 / 144

- 手术前需要做哪些准备工作？ / 144
- 手术前需要做哪些检查？做这些检查时需要注意些什么？ / 145
- 手术前晚失眠了该怎么办？ / 146
- 手术前为什么要做皮试呢？ / 146
- 手术前为什么要做皮肤准备呢？ / 146
- 手术前为什么要禁食、禁水？ / 146
- 手术前需要补液吗？ / 147
- 手术前为什么要取下首饰？ / 147
- 为什么月经期间不宜手术？ / 147
- 手术前家属要做哪些准备？ / 148
- 手术日晨患者还需要注意什么？ / 148
- 手术麻醉后可能会出现哪些并发症？ / 148
- 进入手术室还需要做哪些准备？ / 149
- 苏醒室是什么地方？ / 149
- 手术后回病房为什么不能用枕头？ / 149
- 手术后发热正常吗？ / 150
- 手术后何时可以起床活动？ / 150
- 留置尿管患者需要注意些什么？ / 150
- 术后什么时候可以拔导尿管？ / 150

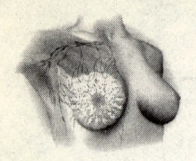

- 术后患者身上的引流管起什么作用？ / 151
- 负压引流管何时可以拔除？ / 151
- 为什么静脉输液只能在健侧上肢？ / 151
- 术后伤口为什么需要加压包扎？ / 151
- 手术后伤口出现皮下积液正常吗？原因有哪些？ / 152
- 手术后伤口换药越勤越好吗？ / 152
- 手术后医师依据什么确定可以拆线？ / 152
- 伤口拆线后可以洗澡吗？ / 152
- 行淋巴清扫术的患者术后如何保护患肢？ / 153
- 手术后如何安排饮食？需要注意什么？ / 153
- 术后化疗一般何时进行？ / 154
- 手术后如何门诊随访？ / 154

乳腺癌化学治疗护理 / 154

- 化疗前需要做好哪些准备？ / 154
- 化疗的静脉途径有哪些选择？ / 155
- 化疗期间饮食需要注意什么？ / 155
- 化疗期间为什么要多喝水？ / 155
- 外周静脉输注化疗药时如何减轻静脉炎反应？ / 156
- 何谓经外周中心静脉置管注射？ / 156
- 经外周中心静脉置管注射放置期间需注意些什么？ / 156
- 化疗期间多长时间需要验血常规？ / 157
- 化疗间期发热严重吗？ / 157
- 化疗期间出现恶心、呕吐该怎么办？ / 158
- 化疗期间如何预防感染？ / 158
- 化疗出现腹泻应该怎么办？ / 159
- 化疗期间出现便秘怎么办？ / 159
- 化疗期间怎么预防口腔溃疡的发生呢？ / 159
- 什么是输液港？ / 160
- 化疗结束后过多久才可以怀孕？ / 160

- 口服化疗有效吗？　／160
- 化疗结束后副作用仍然会持续吗？　／161

乳腺癌放射治疗　／161
- 如何预防放射性皮炎？　／161
- 发生放射性皮炎时应该如何处理？　／162
- 放疗间期如何保护皮肤？　／162
- 放疗结束后还需要保护皮肤吗？　／162
- 头部放疗会导致脱发吗？　／162
- 放疗期间为什么常感到全身不适？　／163
- 放疗期间在饮食上要注意些什么？　／163
- 放疗期间如何预防和处理口腔溃疡的发生？　／163
- 上肢水肿怎么办？　／164
- 出院后要注意些什么？　／164

乳腺癌术后随访　／164
- 为什么乳腺癌患者需要终身随访？随访的时间如何安排？　／164
- 随访的目的及内容如何？　／165

乳腺癌患者的营养　／165
- 如何在饮食中预防乳腺癌？　／165
- 哪些食物有助抗癌？　／166
- 手术前后饮食有哪些需要注意的？　／167
- 化疗期间饮食要注意哪些？　／167
- 化疗期间患者食欲不振怎么办？　／168

乳腺癌患者的肢体康复　／168
- 为什么要进行功能锻炼？　／168
- 术后功能锻炼应该什么时候开始？　／169
- 术后功能锻炼的原则是什么？　／169
- 术后早期如何进行功能锻炼？　／169
- 引流管拔除后如何锻炼？　／170

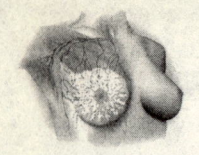

- 术后早期锻炼有哪些注意事项？ / 171
- 出院康复期应该如何进行锻炼？ / 171
- 如何通过锻炼防止或减轻淋巴水肿？ / 172

乳腺癌患者的心理康复 / 174

- 乳腺癌患者可能出现哪些心理问题？ / 174
- 不良情绪对疾病会有怎样的影响？ / 175
- 为什么告诉别人患了癌症那么难？ / 176
- 什么途径可以在不吓倒孩子的前提下告诉他们你的疾病？ / 176
- 如何正确面对乳腺癌？ / 177
- 改善消极情绪和心理可以在身体方面做哪些努力？ / 177

乳腺癌术后的性生活及生育问题 / 178

- 如果有性方面的问题应该咨询谁？ / 178
- 乳腺癌术后还可以有"性"福吗？ / 178
- 性生活是否会影响疾病康复？ / 179
- 治疗的副作用是否会影响生育功能？ / 179
- 治疗结束后多久怀孕较安全？ / 180
- 经过治疗后还可以哺乳吗？ / 180
- 治疗结束后在避孕方面需要注意什么？ / 180
- 如何应对治疗后的不孕？ / 181

了解你的乳房

在我们这个爱美的社会里,乳房是绝大多数女性以及众多男性关注的焦点之一。从乳房的基本结构和功能、正常女性乳房的生理变化,到乳房的日常保健等方方面面,无论是男性还是女性,为自己或家人的健康,都应该对乳房的基本常识有个全面的了解。

● 乳腺的基本结构和功能如何?

1. 整体观

成年人未产妇的乳房呈半球形,自上起于第 2 肋骨,下至第 6 肋骨,水平位于胸骨边缘和腋中线之间。乳房的外形变异很大,受地区、种族、家族、生理周期等因素的影响。妊娠期和哺乳期,乳房增大;停止哺乳后,乳腺复旧,乳房变小;老年期,乳房萎缩而下垂。乳房的外衣正是我们的皮肤,它与我们其他部位的皮肤一样,是对称的、光滑平整的(后面章节会提到,一旦乳房疾病发生,这个乳房的外衣很可能就会发生我们眼睛就能够看见的特殊变化,需要引起我们重视。)。处于正中位置的是乳头以及围绕它的色泽加深的乳晕。乳头乳晕的皮肤较薄,易受损伤而感染。乳头含有丰富的感觉神经末梢,性生活时爱抚乳头可以有效地激发性欲。平时触摸到的柔软且有弹性的乳腺组织是乳房的主要成分,

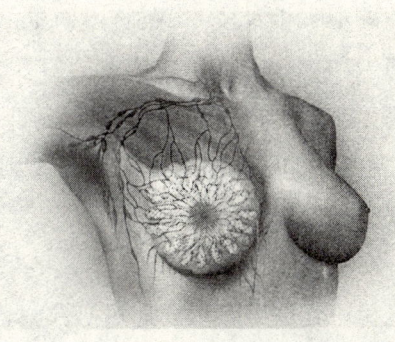

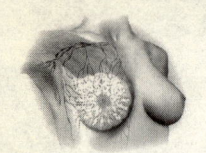

在年轻女性表现尤为明显。女性到了40岁以后,卵巢释放的雌激素总体水平下降后,乳腺组织逐渐萎缩变小,被酥软的脂肪组织取代,从而呈现下垂外观,正如我们腹部及腰部坠积的脂肪一样,这是一种生理现象。乳腺组织的表面及其深面包裹着一层又薄又白的包膜。它们通过许多短小的韧带使乳房组织悬挂在胸壁上,我们把这些韧带称为"乳房悬韧带(Cooper韧带)"。顾名思义,就是发挥着悬吊、提拉乳房组织的作用,可以使乳房呈现光面弧线外观。当乳房有病变侵犯到这些韧带时,会引起它们的进一步缩短,使光整的乳房皮肤上出现某一处的凹陷,就像人脸上的酒窝,因此在医学上称之为"酒窝症"。有酒窝症的女性要及时到乳腺专科就诊。在整个乳腺组织的深部是肌肉,主要有胸大肌、胸小肌、前锯肌和背阔肌。男性乳腺组织出生后就基本退缩,仅限于乳晕范围残留少许乳腺组织,一般很少发育,因此男性皮肤的深面即是这些肌肉。经常健身男性的胸大肌会比较明显。而胸小肌相对较小,在胸大肌的深面,被整个胸大肌遮盖。乳房组织和胸大肌之间有疏松的间隙,称为"乳房后间隙",是隆胸术假体植入的位置之一。胸大小肌后面就是肋骨和胸壁了。让我们总结一下,乳房大体结构从浅到深的顺序是:皮肤→乳房腺体组织→乳房后间隙→肌肉。

乳房腺体组织中,有丰富的脂肪、纤维组织、血管、神经和淋巴管。乳房淋巴主要通过腋窝淋巴管回流到淋巴总站,少部分可经胸骨旁、对侧乳房、膈下和腹膜下淋巴通道回流。而乳腺癌癌细胞的转移常常是通过淋巴管通道进行的。淋巴管道上有很多淋巴结,就像高速道路上的检查站。但癌细胞进入淋巴管后,会破坏相应位置的淋巴结,临床上表现为淋巴结的肿大。乳腺癌的淋巴结转移常发生在腋窝,这也是乳腺癌患者进行淋巴结清扫的原因之一。

2. 微结构

再让我们看看乳腺组织又是怎样构成的。

它并不是一堆腺体杂乱无章堆积在一起,相反,它们排列得整整齐齐、错落有致。我们知道,人体最小的结构单位是细胞,细胞可以有很多种。而乳腺组织中有一种会分泌乳汁的细胞,名为腺泡细胞。若干个腺泡细胞排列成囊状的结构称为腺泡,腺泡腔通往一种管状结构成为终末导管。每根终末导管及其附属的腺泡,医学上统称为腺小叶。20~40个腺小叶组成腺叶,而导管最终汇聚为15~20根输乳管,通向乳头,在哺乳期排出乳汁。一旦导管内乳汁排泄不畅,乳汁淤积则可能导致炎症的发生。

3. 主要功能

哺乳期女性在泌乳素的刺激下,乳腺组织中的腺泡细胞会分泌乳汁,乳房是哺乳的重要器官。此外,在性活动中,乳房亦扮演着继生殖器外的重要角色。

● 乳房的正常发育是怎样的?

1. 青春期

女性在12岁左右乳房发育,这是女性第二性征的最初特征,是女性青春期发动的标志,通常在乳房发育后2年半左右会出现月经初潮。青春期的乳房发育一般会持续约6年时间。

雌激素对乳房的生理作用是刺激导管上皮增生,乳头、乳晕着色。这也初步揭示了后面提及的为什么过多使用雌激素容易诱发乳腺癌。孕激素则协助乳腺小叶和腺泡的发育。

2. 生育期

从18岁左右开始,持续约30年。这一时期卵巢功能成熟,规律的周期性排卵和激素水平的变化使乳腺组织发生周期性变化。

(1) 月经周期:包括月经期(月经周期的第1~4天)、增生期(第5~14天)、黄体期(第15~28天)。月经前即黄体期,雌、孕激素水平同时增加刺激乳腺上皮增生及间质水肿,以及乳房血流的增加,使乳房增大明显,有时会有胀痛。月经来潮,雌激素水平

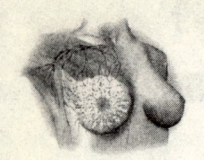

迅速下降,乳腺上皮开始复原,症状也会得以改善。月经后即增生期,雌激素水平开始升高,乳腺上皮的增生和分泌活动又重新开始。生理性乳房结节有时易误认为乳房肿块,但它通常是对称的、柔软的,并且伴随月经周期改变。

(2) 妊娠期:受黄体激素和胎盘性激素的影响,乳房明显增大,浅静脉扩张,乳头、乳晕色素沉着加深。妊娠中期腺泡开始分泌,含有初乳。因此,若孕 16 周以后流产或早产而终止妊娠,乳房仍可泌乳。

(3) 哺乳期:分娩后催乳素分泌增加,刺激乳腺导管上皮分泌乳汁。另外,经阴道分娩时子宫扩张和阴道拉伸可以刺激缩宫素释放,促进乳汁的排出。

3. 绝经过渡期和绝经后期

从卵巢功能开始衰退到最后一次月经来潮,为绝经过渡期,短则 1~2 年,长则 10 余年,由于雌激素水平降低,乳腺组织开始萎缩变小,乳房下垂。由于各部分腺体的不均匀、非同步退化,乳房可有结节、不规则组织样改变,多数是正常的,但若对结节性乳腺组织性质表示怀疑,可以在 1 个月经周期内重复检查,以明确性质。

另外,由于乳腺小叶退化,50 多岁或绝经前妇女的乳房囊肿发生十分普遍,但若更大年龄一点的妇女则应引起足够的重视,咨询医师,接受超声或辅助穿刺等检查,排除恶变,定期复查。

绝经以后,雌激素明显下降,机体衰老,乳腺进一步萎缩。绝经后女性也会出现多发良性乳房疾病,多与激素替代治疗有关。

● 什么是副乳?

在妊娠的第 5 周,胚胎干从腋窝到腹股沟间形成一对原始乳线,原始乳线上有 6~8 对乳腺始基,在随后的发育中,仅胸壁上的一对乳腺始基发育形成乳腺脊,形成乳头,其他部位的则退化。原始乳线的不完全退化会导致副乳的发生,2%~6%的妇女可有副乳头或腋窝副乳，或称多乳头和(或)多乳房畸形。因此，副乳可以发生于腋窝到腹股沟连线中的任何位置，有时会被误认为有色痣。腋窝副乳腺也会随着月经周期、妊娠期变化而变化，可有

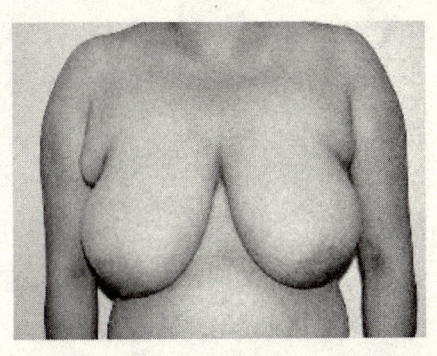

增大、胀痛；若有乳头，在哺乳期也可出现泌乳。多乳头、多乳房一般无需处理，明显而影响美观者可以考虑手术切除。应注意的是，副乳腺与正常乳腺组织一样，也有发生各种乳腺疾病的可能，包括乳腺癌。

● 日常生活中如何保养乳房？

乳腺是女性发生疾患的多灾之地，和我们身体的其他器官一样，乳房也需要我们的细心呵护。了解乳房的保健常识，防微杜渐，避免讳疾忌医，爱护乳房、拯救乳房，从每个人自己做起。

健康的饮食、规律的作息、良好的心态、放松的精神和适度的锻炼都是健康的基础，是防病祛病不可缺少的法宝，当然对乳腺疾病的预防也不例外。

第一，高脂饮食会使儿童快速生长而加速初潮的发生，以及日后身材的肥胖。而月经初潮提前(12岁以前)和超重会增加乳腺疾病的患病风险，因此学校、父母应减少孩子的高脂、高胆固醇饮食，鼓励孩子每天进行有规律的运动，适当的娱乐活动，并限制看电视，可以适当延迟月经初潮并控制体重。另外，少女(尤其10～14岁)应尽量避免暴露于电离辐射或尽可能减少辐射量。因为少女乳房比成年女性更容易受到影响，可在初次暴露的几十年后发生乳腺癌。

第二，研究显示，吸烟、饮酒过多(每天3杯以上)会增加乳腺癌患病风险。多吃白菜和豆制品，多吃鱼，每天5种水果或蔬菜

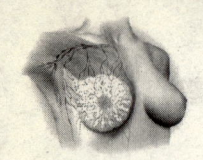

的健康饮食,增加膳食纤维,保证充足的维生素 A、维生素 C、维生素 E,减少咖啡因摄入如咖啡、巧克力等,通过膳食可以减少乳腺癌发生的可能。

第三,精神压力大、焦虑、抑郁等往往会导致内分泌紊乱,增加各种妇科疾病和乳腺疾病的发病危险。因此,调整生活节奏,适当的娱乐活动、积极体育锻炼、精神放松和适当的睡眠是必须的。对于乳房疼痛、已经患有乳腺良性疾病并感焦虑的女性朋友,更应该积极进行心理调节,必要时可咨询心理医生。

第四,妊娠期和哺乳期保持乳头和乳房的清洁,将乳汁用吸奶器吸净,可以预防急性乳腺炎的发生,以免影响对婴儿正常的哺乳。

第五,坚持定期的乳房自我检查,这是非常关键的,包括观察乳房、体会自觉症状的变化,掌握乳房自我检查的方法,参加乳腺普查活动,并积极与乳腺专科医师交流。

● 生育与乳房健康的关系如何?

适龄生育(一般不超过 35 岁),坚持母乳喂养。妊娠期胎盘产生的孕激素具有保护乳腺的作用,从未生育的妇女患乳腺癌的危险性比已生育的妇女高 30%。另外,产后极少哺乳,或从未哺乳的妇女很容易导致乳房积乳,患乳腺癌的危险性也会增加。

由于妊娠期和哺乳期乳腺组织的改变,容易增加乳腺疾病诊断的困难程度。因此,妊娠前或第一次产检最好作全面的乳房检查,评估乳房健康状态,及时发现和处理乳房疾病,并在妊娠期间进行短期的体检随访。

自然或人为使绝经年龄过晚(大于 55 岁)可能使乳腺癌发病率增加。每延迟 1 年,可能增加 3%的发病风险。虽然激素替代疗法可以缓解绝经过渡期和绝经后期的绝经相关症状,但是鉴于有增高乳腺癌发生风险,使用激素替代治疗前应该咨询医师,个体化评估危险和受益比(尤其评价乳腺和子宫内膜),决定用药的途径、最低有效剂量、疗程,监测治疗目的是否达到和有无不良反应,并尽量避免长期使用雌激素(<1年),避免联合使用孕激素。

● **常见的乳房问题有哪些?**

常见的乳房问题有:乳房肿块、乳房疼痛、乳头溢液、乳头内陷、乳房外形相关问题等。

(1)乳房肿块:虽然平时自我检查发现的乳房肿块大多数是良性肿块,但仍应尽快就诊,及时进行有效评价,并遵医嘱随访。临床上多可以通过乳腺专科医师的检查、乳房影像学和针穿刺活检检查来明确诊断。

(2)乳房疼痛:包括周期性乳房疼痛(占70%)、非周期性乳房疼痛(占20%)、乳房外疼痛(占10%)。一般认为,周期性乳房疼痛与激素水平波动导致的生理性失调有关,与乳腺癌的关系不大。但是如果超过35岁,新出现乳房痛,过去一年又未行乳腺钼靶检查,则需要进行相应检查排除病变。乳房的疼痛程度有轻重之分,因为许多严重的乳房疼痛与心理作用有关,精神放松、转移注意力可以明显缓解。因此,一般而言,只有那些超过数月的持续性乳房疼痛或影响到睡眠和工作或经过精神放松没有明显效果的患者可以考虑必要的药物治疗缓解疼痛。

● **男性也要关心乳腺健康吗?**

男性的乳腺疾病虽然比较少见,但也有一定的发生。它包括男性乳房发育、乳腺脓肿、乳腺转移癌、男性乳腺癌等,有时与男性身体其他器官疾病有关联,有时可由药物引起,因此,应该对其有足够的认识。

1. 男性乳房发育

男性乳房发育好发于婴儿期、青春期和老年期。主要表现为乳头乳晕下方触及肿块,有时乳晕区有疼痛或触痛。这需与假性男性乳房发育(肥胖型乳房)、男性乳腺癌,以及更少见的病变如

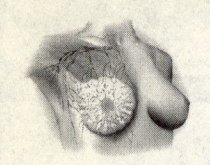

神经纤维瘤、脂肪瘤、血肿、淋巴管瘤等相区别。

30%～60%的青春期男孩会有男性乳房发育的表现，一般12岁开始，16～17岁退化。若为青春期男性，可以就诊乳腺专科医院行一般的乳房体检和必要的检查，如果没发现异常，则不必过于担心，定期门诊随访就可以了。

如果病因是使用与男性乳房发育相关的药物，应予停药或改用其他对乳房副作用小的药物，如停用硝苯地平改为地尔硫䓬，停用西咪替丁或雷尼替丁改服奥美拉唑等。因前列腺疾病服用雌激素者也会导致乳房发育。停药或改药后，乳房疼痛和乳房发育一般会在1个月内缓解。

若与药物无关，新近乳房增大、柔软、伴有疼痛，应及时就诊，检查脑垂体、甲状腺、肝脏、肾上腺、睾丸等有无异常以明确病因。如果原因未找到，又因为疼痛和乳房增大感到尴尬，可以试用他莫昔芬等试验性药物治疗，或行保留乳头的外科手术切除。

2. 男性乳腺癌

男性乳腺癌极少见，主要发生于60～70岁之间，对于未婚男性、有乳腺病家族史、过去曾患乳腺疾病的男性、曾因胸部疾病接受放疗、肝病（如肝硬化）、因前列腺增生长期服用雌激素等因素会增加患病风险。

如果是单边的、偏心、质硬、活动受限的乳腺组织肿块，伴或不伴有乳头或皮肤湿疹或溃疡、腋淋巴结肿大，应警惕乳腺癌的发生，及时就诊，做B超、细针穿刺或活检等必要的检查，以免延误治疗，造成不良后果。

乳腺的检查方法

乳房自我检查

● 乳房自我检查的方法是怎样的?

现在多数的乳腺疾病都是患者在洗浴、穿衣时无意间发现乳房的异常而主动就诊的。如果能加强女性日常的自身检查,掌握正确的自我检查的方法,将极大提高恶性病变的检出率。

1. 正确观察乳房

(1) 站在一个光线充足的大镜子前,先把衣服退至腰部。两臂自然下垂,仔细观察双侧乳房的大小、形状、位置及对称性,看是否有局部皮肤的皱起、凹陷、溃疡及变色。再检查双侧乳头,是否位于同一水平,再分别仔细观察每个乳头是否有破溃和凹陷等异常。

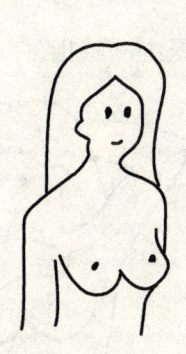 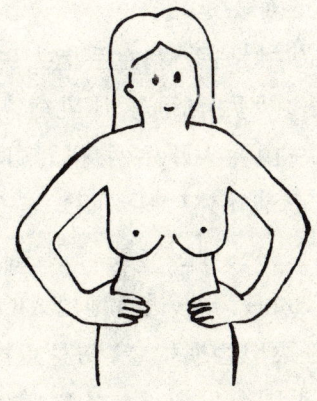

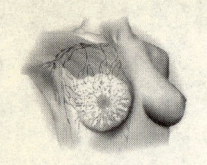

（2）将双手掌撑在臀部使劲向下压，以使乳房后方的胸肌绷紧，并转动身体便于清晰地检查乳房的外部变化。

（3）在镜前弯腰，转动手臂和肘部绷紧胸肌以便乳房向前下坠，观察乳房形状和轮廓的变化。

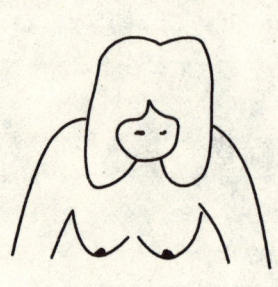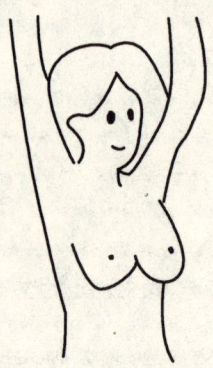

（4）高举双臂，转动身体以观察乳房的外周部分。记住要查看乳房的边缘部位，这部分需要你用手托起乳房进行观察。

（5）查看乳头是否有液体流出。用拇指和示指捏住乳头外围组织，向乳头方向牵拉，注意有无血性、乳汁性或淡黄色分泌物，并经常注意查看自己换下来的内衣、胸罩，在乳头相对的位置上有无血渍或水渍。

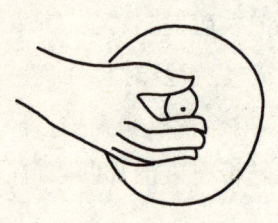

2. 正确触摸乳房

坐位时抬高手臂，左手指头并拢，特别是中间三指，仔细检查右边乳房，以手指指腹轻压乳房，感觉是否有硬块；由乳头开始做环状顺时针方向检查，逐渐向外（3～4圈），至全部乳房检查完为止。此外，要特别注意乳房外上1/4及腋窝处，进行地毯式的检查。手指要轻柔地触摸检查，切忌重按和抓捏乳房，否则容易把正常的乳腺组织当

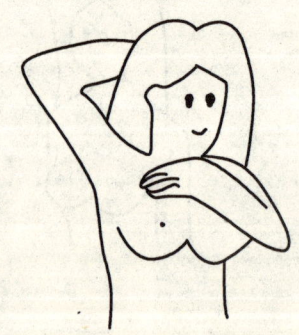

成肿块。用同样的方法感觉另一侧,也就是用你的右手检查你左边的乳房。

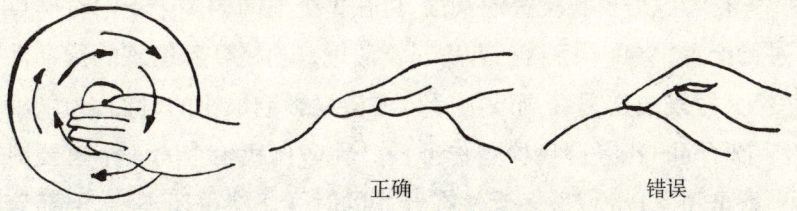

正确　　　　　　错误

卧位时,身体平躺在床上,右肩下垫一只小枕头或折叠后的毛巾,因肩部垫高,乳房重心会往内侧移,使得乳房变得平扁易于检查。右手置于脑后,左手用指腹触摸检查右侧乳房,将乳房看成以乳头为中心的圆,一圈圈按压检查。按压力度要均匀,且按压时手指不要离开皮肤。沐浴时涂抹沐浴露后皮肤会变得光滑敏感,此时检查可让乳房的触摸检查更加顺畅。用同样的方法检查另一侧。

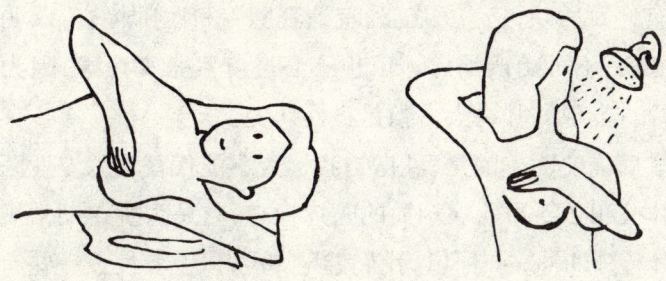

● 什么时候进行乳房自我检查才合适?

首先,我们需要熟悉正常乳房的变化规律。青春期后经过一个较长时间的性激素刺激,乳房发育已基本稳定。尔后乳房的状态随月经周期变化而变化:月经前乳房腺体充血增生达到高峰,组织增生肥厚,且伴有压痛和肿胀,此时检查不能反映乳房的真实情况;月经后1周内乳房渐渐恢复到最佳状态,乳腺组织复旧、松软,肿胀几乎消失,触痛最轻微。所以为了能便于对比,排除月经周期对乳房状态的干扰,乳房自我检查应在每个月月经来潮的第7~11天中的相同时间内进行。已手术切除双侧卵巢或自然

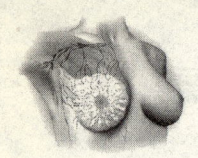

绝经的女性已经失去了卵巢周期性的激素分泌的变化,则可在每个月的固定时间每月检查即可。

初学乳房自我检查的女性,可在1个月内的多个不同时间点进行检查,全面了解自己乳房正常质地、皮肤、乳腺组织的周期性变化,摸索出在月经周期中受体内激素影响最小的时间,为以后固定时间的乳房自我检查作准备。乳房自我检查的一个重要原则就是持之以恒,很多女性在开始的时候坚持得还不错,但随着时间的推移就因为工作忙、没时间等原因而慢慢懈怠了,直到发现明显肿块时则后悔莫及。所以女性朋友每个月都应该抽出10分钟左右的时间,坚持正确的乳房自我检查。

● 自我检查发现肿块怎么办?

乳房自我检查发现的乳房异常中,以肿块最为多见。一旦发现或有怀疑肿块,应立即至医院请乳腺专科医师检查,以明确病变的性质,不可贻误治疗。但也不必过度紧张和焦虑,因为乳房自我检查发现的肿块大多数是良性病变。

最后需要明确的是,乳房自我检查不能代替乳腺专业医师的正常体检和必要的乳腺相关的医疗检查,它是医院定期常规乳腺专科体检外的补充。所以,我们倡导40岁以上女性或一些有乳腺恶性肿瘤家族史的女性应该定期前往医院进行乳腺专科的体检。切不可盲目认为自我检查没发现问题,就意味着乳房没有任何病变。有很多微小变化超出了我们的眼睛和手指所能察觉的范围,需借助医师的专业知识和高科技检查手段来评估乳腺是否健康。

乳腺超声检查

● 乳腺超声检查有哪些优势?

应用超声来诊断乳腺疾病已有近60年的历史。随着超声技术在近20年中的飞速发展,超声检查已经成为乳腺检查中一项不可缺少的检查手段。

能区分病灶的囊性、实性是超声检查的突出优势,它对乳腺囊肿的诊断准确率可以高达95%;超声可以通过多角度全方位的扫描,全面分析病变的形态和性质,检查更彻底;除了一般的"黑白超声","彩超"的应用也越来越广泛,可以通过彩色多普勒血流信号分析判断病灶内有无不规则血流,从而有助于良、恶性病变的辨别。东方女性的乳腺腺体组织比西方女性小,且普遍较致密,超声检查在发现乳腺肿块方面较X线检查敏感性更高,且超声的安全无害,因此,尤其适合乳房致密或妊娠期女性的乳房常规检查。

● 哪些情况建议进行乳腺超声检查?

(1) 在乳房自我检查或体检时摸到肿块。

(2) 乳房钼靶发现肿块、乳房密度逐渐增加或局限性不对称。

(3) 乳房出现一些性质不明的病变,且其恶性的可能性比较高时,需要应用超声观察其内部血流等情况。

(4) 发现明显的乳头溢液,尤其是血性时,应用超声检查来帮助发现病灶的来源。

(5) 乳房出现炎性表现,如红、肿、热、痛,需鉴别其为急性乳腺炎、乳腺脓肿还是炎性乳腺癌时。

(6) 临床上已经初步诊断为乳腺癌,需要帮助了解癌肿是否为多灶性或多中心性的、同侧腋窝淋巴结是否转移、对侧乳房是否同时存在病灶。

(7) 协助了解术后是否有复发。

(8) 需协助判断新辅助化疗对局部进展性乳腺癌是否有效时。

(9) 怀疑乳房移植物(如硅胶假体)有破裂和漏出时。

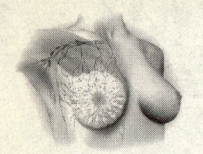

(10) 进行介入性的操作（如空芯针穿刺活检）时，可以考虑超声引导下操作。

(11) 对致密型乳房的乳腺癌高危患者进行常规检查。

● 如何读懂乳腺超声报告？

首先我们来熟悉一下超声报告中的一个常用名词：回声。回声就是超声波在人体组织中传导所产生的不同反射，通过超声探头接受这些反射信号并进行处理，就形成了超声图像。根据超声图像中不同灰阶将回声信号分为低回声、等回声、强回声和无回声。不同的回声类型有不同的意义：① 低回声，图像比较暗，在乳腺增生结节、纤维腺瘤和乳腺癌病灶中常可出现；② 等回声，常见于正常乳腺组织；③ 强回声，图像比较亮，常见于脂肪瘤病灶、钙化灶；④ 无回声，图像是黑色的，它代表液性的区域，主要见于囊肿或囊性增生病变。

● 乳腺超声检查的正常声像图是怎样的？

前面我们已经了解到正常乳腺由浅入深，可分为 5 层：皮肤、皮下脂肪、腺体层、乳腺后间隙和胸壁。在超声图像中皮肤呈一较薄的直带状稍强回声，厚度为 0.2～0.3 cm，光滑、整齐；皮下脂肪层呈低回声，穿行于其间的线状强回声为 Cooper 韧带；腺体层由腺体腺叶和导管构成，年轻未生育女性的腺体层较厚，回声偏低，随年龄增加其回声渐增强变薄；乳腺后间隙呈线状或带状弱回声，一般比较薄；胸壁肌层呈弱回声，可显示肌纤维的纹理。

● 乳腺常见病变的声像图分别是怎样的？

1. 乳腺炎

急性乳腺炎表现为炎症区域乳房组织增厚，内部回声一般较低，分布不均，边界不清；形成脓肿时，内部呈不均质的无回声区，边界增厚欠光滑。一旦发现脓肿即应考虑切开引流，否则时间越长,对乳房的危害越大。彩色多普勒血流显像(CDFI)可见肿块血流信号丰富。慢性乳腺炎表现为边界模糊不清、局限性增厚、内部回声不均,血流信号也不丰富。

2. 乳腺增生性病变

单纯性增生症表现为腺体或间质有弥漫性增大、增厚,轮廓不清,界限模糊,有时可出现典型的"斑马"状、管状暗条回声。囊性小叶增生表现为乳腺组织内大小不等的圆形或椭圆形低回声暗区,囊壁光滑,后壁回声增强。腺性小叶增生表现为腺体增厚,回声不均。

3. 乳腺囊肿

常为单发,边界清楚,光滑整齐,呈圆形或椭圆形,有包膜内部回声为均匀性透声良好的较强回声或液性暗区。

4. 乳腺纤维腺瘤

肿块呈圆形或椭圆形,少数可有分叶状,大小不等,边缘清楚平滑,包膜薄而光滑,内部有回声均匀的弱回声区,后方回声增强有时可伴有钙化斑点,少数有液化坏死暗区。CDFI血流信号较少。

5. 乳腺恶性肿瘤

(1) 形态:形态不规则,边界不整,无包膜,肿块向周围组织呈蟹足样、锯齿样、小叶样浸润,界限不清。

(2) 内部回声:多不均匀,以癌细胞为主时回声较低,以纤维成分为主时回声较强,如发生出血坏死时则表现为不规则无回声区。

(3) 钙化灶:主要表现为细点状砂粒样,呈簇状分布,数目较多。

(4) 边界回声:癌细胞在瘤体周围向纤维结缔组织和脂肪组织浸润蔓延,可引起肿瘤周围的组织反应,一种表现为肿瘤周围组织的炎症性水肿,超声显示瘤体周围厚薄不均的不规则的强回声带,即为"恶性晕"征;另一种表现为肿瘤周围纤维结缔组织增

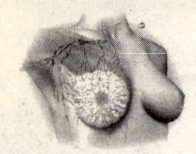

生,甚至出现玻璃样变性,超声显示肿瘤后方回声减弱或消失,呈衰减暗区。

(5)彩色多普勒血流显像(CDFI):肿块内血流增多,并有新生血管及动静脉瘘形成,血流信号分级多为Ⅱ~Ⅲ级。

(6)浸润表现:癌肿侵犯皮肤,皮肤层增厚,回声增强;侵及皮下脂肪,皮下组织间隙水肿,有不规则的肿块侵入;侵犯乳腺后间隙,间隙变薄消失。

(7)淋巴结转移:淋巴结髓质强回声消失,整个淋巴结呈低回声,内部及周围可出现丰富的血流信号。

乳腺X线检查

● 乳腺钼靶检查有何价值?

乳腺X线检查包括乳腺干板摄像和乳腺软X线摄像,后者也称为乳腺钼靶摄像。最早使用的是乳腺干板摄像,但其照射的X线剂量比较高,而乳腺同时又是辐射敏感器官,过多剂量的照射易诱发癌变,所以干板摄像目前已很少使用。目前临床上主要应用的是乳腺钼靶摄像,它是利用钼靶产生低剂量的软X线来照射乳房形成图像的。一般来说,乳腺病变组织较正常乳腺组织吸收X线要多,到达胶片或电子屏幕的X线就较少,从而形成黑白相间的影像。

乳腺钼靶成像技术已有近百年的历史,并逐渐成为乳腺癌的普查工具,发现了大量的早期乳腺癌,使接受普查人群的乳腺癌病死率下降,其价值已被肯定。研究表明,乳腺X线普查虽然不能减少乳腺癌的发病率,但是却可以使很多早期乳腺癌得到诊断。对于50岁以上的妇女,普查3~4年后,乳腺癌死亡率就开始下降,7年后可下降40%;50岁以下的妇女随着随访时间的延长,死亡率也在逐渐下降。乳腺钼靶检查已成为乳腺疾病诊断最常用的检查方式之一,其应用较乳腺超声、乳腺磁共振更为广泛,且与其他乳房检查方法互为补充。

● 哪些情况需要进行乳腺X线检查?

(1) 女性乳腺疾病普查,主要是为了早期发现乳腺癌。

(2) 乳腺皮肤增厚、出现血性乳头溢液、皮肤炎症性表现和腋窝淋巴结肿大时,需进行钼靶检查以发现乳腺组织中的潜在病变。

(3) 乳腺出现肿块时,需明确肿块的性质。

(4) 新发现的乳腺癌,在确定治疗方案之前需全面检查乳腺,以明确有无隐匿性的病灶和确定病变的范围、性质等。

(5) 乳腺癌保乳术后,需定期进行乳腺钼靶检查以监测乳腺癌有无复发。

● 如何看懂乳腺X线片和报告?

在乳腺X线片中,乳腺的各部分结构会以黑白相间的影像显示出来,白色的部分主要是乳腺导管和纤维结缔组织,相对模糊的灰色或黑色部分则是脂肪组织。乳腺病变一般呈不透光的白色。如果肉眼直接分辨得出来,则称之为高密度阴影;而白色较小,有时甚至需要借助于放大镜才能看清楚的时候,则称之为钙化。当钙化灶较细小、较密集分布时,乳腺癌的可能性比较大。

● 正常乳腺的X线表现是怎样的?

正常乳腺在X线片上表现为圆锥形,底位于胸壁上,尖为乳头,呈类圆形阴影。皮肤呈光滑整齐、密度稍高的条状阴影。皮下脂肪表现为皮肤下方的密度较低透亮带。乳腺腺体组织呈片状致密阴影。腺体组成成分随着年龄、激素水平和妊娠哺乳的变化而变化,分析影像学表现时需结合临床情况综合分析。

正常乳腺的X线表现个体差异很大,为了说明X线对不同

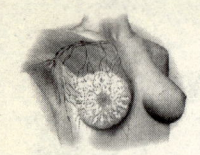

乳腺类型中的病灶发现的敏感度的不同,美国放射协会将正常乳腺分为 4 型:脂肪型(乳腺大部分组织为脂肪,透亮度较高)、少量腺体型、多量腺体型和致密型(乳腺大部分组织为腺体,非常致密,透亮度较差),其中在脂肪型的乳房中病变的发现率最高,而致密型则因为显像不清,病变的发现率较低。

● 常见乳腺疾病的 X 线表现如何?

1. 乳腺增生性疾病

乳腺增生是女性的常见病、多发病,主要是性激素不平衡引起,好发于 20~40 岁,典型表现为乳房呈结节状、团块状,且伴有乳房胀痛,在月经前尤为明显。乳腺增生症有多种分型。

(1)单纯性小叶增生:X 线片仅表现为腺体密度略高,没有明显肿块。

(2)囊性小叶增生:增生腺体呈大小不等、密度不均的囊性结节影,边界较清楚。

(3)腺性小叶增生:腺体广泛增生,密度增高,边界不清,呈片状、团块状,正常结构消失,部分病例可见钙化灶。

(4)纤维性小叶增生:腺体密度增高致密,皮下组织与腺体相邻边缘处可见凹凸不平的影像。

(5)硬化性乳腺病:由乳腺小叶增生演变而来,上皮成分和纤维组织成分增生明显,可见小叶内管泡瘤样增生,叶间纤维组织增生,小叶内的导管受压变形。

2. 乳腺纤维腺瘤

乳腺纤维腺瘤是最常见的乳腺良性肿瘤,主要是由于女性内分泌失调而导致乳腺组织增生所致,好发于 20~30 岁,临床上常会表现为光滑活动的包块,易于切除。X 线表现为圆形、椭圆形或半圆形等相对规则形状,界限清楚,边缘光滑;中等密度,透过病灶尚可见到血管和小梁结构,这是与乳腺癌鉴别的重要依据,因为乳腺癌的密度较高,不能透过病灶见到其他组织;纤维腺瘤的钙化一般比较粗大,边缘不规则且锐利,另外还可见瘤周钙化,可表现为蛋壳状或斑点状,钙化的密度较高而均匀;肿块可为单发,也可多达10几个甚至乳腺满布肿块,直径多在1~3 cm。

3. 乳腺囊肿

多由于内分泌失调,雌激素过多而孕激素减少引起导管上皮增生,管腔内的细胞增多,导致导管迂曲、折叠,折叠处管壁缺血坏死,扩张后形成囊肿。临床上大多无明显症状,体检时可摸到质韧圆形肿块。X线表现为低密度或等密度的肿块,形态较规则,呈圆形或卵圆形,边界清楚,有时可见"光晕征";大部分肿块无钙化,即使有也表现为蛋壳状钙化或牛奶状钙化,呈线样或半月形。

4. 乳腺癌

绝大多数乳腺癌在钼靶片上表现为肿块、钙化和结构扭曲,或者三者兼而有之。90%的乳腺癌患者的钼靶片中可见到肿块和钙化。

(1) 肿块:近半数乳腺癌可见肿块,在钼靶片上可以通过轴位和侧位摄片,表现为乳房的占位性病变。如果仅在轴位看到病变则称之为局限性非对称病变。由于乳腺癌向周围正常组织浸润,肿块常为不规则形或分叶状;边界常呈边缘小波浪状的改变、模糊不清,与周围正常组织分界不清,特征性的表现常为"毛刺"状或"星"状;因为癌细胞排列比较致密,矿物质成分较高,癌周围有较多的纤维结缔组织增生,肿块内也有可能出血、含铁血黄素增多,乳腺癌的肿块密度一般较高,且易出现密度不均。

(2) 钙化:钙化形成的确切原因尚不确定,可能与肿块本身坏死或代谢异常有关。乳腺钼靶对乳腺钙化显示清晰。钙化灶吸收X线,使得穿透此处乳腺的X线量减少,从而在胶片上显示白色的小亮点,乳腺组织则是透亮的,正是由于钙化灶和正常乳腺在钼靶片上明显的对比,即使在致密型乳腺中,含有钙化灶的乳腺癌隐匿性病灶也可被发现。乳腺微小钙化灶常见于导管内

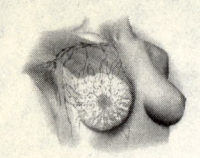

原位癌。有些良性病变亦会出现钙化，此时需要应用放大摄影来对微小钙化灶进行分析，如部位、形态、分布、数量和是否进展，以确定其性质。

钙化灶一般位于病变实质内；直径一般小于 0.5 mm，在放大摄影下可见形状各异、大小不等，细线状或细线分枝状，呈簇状分布，常与肿块有关。有时也可表现为局限性的无定形模糊钙化；一般认为微小钙化越多，恶性可能性越大，分析乳腺癌时需结合钙化灶的其他特征综合分析；如沿着导管线性分布，则提示病变为导管来源；如分布于一个象限，则提示为一个导管及其分支的病变；如在小于 2 cm^3 的范围内出现大量钙化灶，则称为簇状分布。

(3) 结构扭曲：主要表现为小锯齿状改变和皮肤、乳头回缩。除非该处乳腺在钼靶检查之前进行过穿刺活检或受过外伤，不然一旦有结构异常都要进行活组织病理检查，明确病变性质。

● 乳腺钼靶检查需要注意的有哪些？

(1) 乳腺钼靶普查的频率：世界卫生组织及美国癌症协会建议：正常女性，35～50 岁应做 1 次乳腺钼靶检查，根据检查结果，决定其后钼靶检查的频率。50～74 岁的每 2 年应该做 1 次乳腺钼靶检查。我国女性乳腺癌发病年龄较早，且乳腺癌的发病率相对欧美国家低，一般建议 40 岁以上需到医院乳腺专科进行钼靶常规检查，根据检查结果，结合乳腺癌相关危险因素，决定钼靶检查的频率。

(2) 乳腺摄片摆位：标准的乳腺钼靶检查包括双侧乳房正位、侧位的 X 线摄片，共 4 次曝光。有时还需投照侧斜位、局部点片和点片放大摄片。

乳腺压迫成像是将乳房放置于乳房托板上，再施加适当压力缓慢压迫乳房进行曝光，这主要是由于乳房各部分厚薄不均，而钼靶 X 线的穿透力较弱，直接照射可出现各部分或曝光过度或曝光不足。因此,压迫乳房使各部分厚薄均匀并减少乳房滑动,提高成像质量的同时也可以降低放射剂量。受检者在压迫成像的过程中有时会有轻微疼痛,但每次持续时间较短,仅需几分钟即可,是可以耐受的。

(3) 乳腺钼靶检查的局限性:尽管 X 线检查是目前早期诊断乳腺疾病的主要方法,但也存在一定的局限性。有些女性不适合进行此项检查:乳腺钼靶的 X 线剂量虽小,但如果经常照射对人体是有损害的,所以年轻未婚、怀孕期间和哺乳的女性应尽量少照射 X 线;2 次 X 线检查相距不足 3 个月者,最好选择其他方法,以免射线照射过多;乳腺癌术后放置乳房假体,如硅胶假体,它可能会掩盖病灶,也不宜用 X 线检查。另外,X 线检查并不能发现 100% 的乳腺癌,这主要是由于乳腺 X 线的穿透力有限,乳腺癌术后或乳房再造术后乳房结构变异,以及致密型的乳房使得显像效果不佳,所以仍有 5%~15% 的假阴性,也就是有部分确确实实的癌肿乳腺钼靶检查却是发现不了的;乳腺钼靶检查也有一定的盲区,容易遗漏乳房较高较深位置及乳房尾部的病变。因此需注意,任何一项检查项目都是为了帮助临床乳腺专科医师做出诊断,从而协助下一步的处理和治疗。任何一项检查结果,都应该由医师结合患者病史和临床体检结果作出判断。患者切勿在一知半解的情况下,根据某一项检查结果,自行胡乱猜疑。

乳腺磁共振检查

● 乳腺磁共振检查有哪些优点?

在过去的 20 余年中,磁共振成像(MRI)作为一种新兴的技术,获得了长足的发展,在乳腺疾病检查和筛查中逐渐成为一项不可或缺的影像学检查手段。常规的 X 线钼靶、B 超检查在诊断乳房疾病中有着极其重要的作用,但是,在发现和评估乳腺良恶

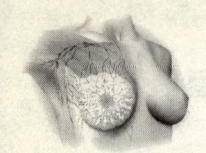

性病灶、对乳腺癌的分期、制订治疗方案、治疗后随访和肿瘤生物学行为等方面仍存在一定的局限性。乳腺钼靶对致密型乳腺的病灶检出率相对较低,而对脂肪型乳腺病灶检出率高,但其诊断的特异性较差,容易漏诊或误诊;B超容易发现乳腺的占位性病变,但鉴别小病灶的性质仍有一定的困难;而磁共振成像具有良好的软组织对比度,且能三维立体观察病变,可以清晰地显示乳腺病灶的位置、边缘、信号强度、侵犯范围和肿块内部信息,为乳腺疾病的诊断提供更加丰富的证据。正是由于磁共振检查有着诸多优点,越来越多的乳腺专业医疗机构将MRI作为常规检查。因为乳腺专用的MRI设备价格昂贵,目前国内只有上海交通大学附属瑞金医院乳腺疾病诊治中心等极少数医疗机构有配备。

MRI是通过强磁场作用于不同组织,对比组织中的质子(主要存在于水和脂肪中)受到高频电磁激发后产生的能量变化来形成图像的。乳腺MRI通过高场强的MRI设备、乳腺专用线圈和脂肪抑制等技术可获得乳腺病变的清晰图像,利于分析乳腺病灶的形态改变、信号特点,同时可静脉注射顺磁性的钆螯合物行MRI增强成像获得病灶的血流动力学情况来鉴别良、恶性病变。因此,MRI和B超一样属于无创无害的检查方式。但是,MRI需要在强磁场下操作,因此对于体内安装有心脏起搏器等金属物的人群,一般禁止做该项检查。

● 哪些情况需要做乳腺磁共振检查?

(1)当乳腺出现可疑病灶时,但临床体检和传统的影像学检查,如乳腺钼靶、超声检查不能明确诊断,可考虑应用乳腺MRI来获得病灶更多的信息,为鉴别诊断提供有力的证据。

(2)当腋窝淋巴结肿大时,可用MRI来发现乳房中隐匿性病灶从而确定原发病灶的位置,提供充足的依据供医师决定手术方案。

(3)当出现乳头溢液时,传统的检查方法会有很大的限制,而乳腺 MRI 的组织分辨率较高,可以发现导致乳头溢液的原发病灶。

(4) 乳腺癌患者治疗前应用 MRI 确定肿瘤的部位和范围,特别是明确是否存在多中心和多灶性的病灶,避免漏诊和误诊,有助于乳腺癌的临床分期的确定和制订正确的治疗方案。

(5) 乳腺癌化疗患者,由于化疗药物使得乳腺组织纤维化和水肿,影响了乳腺钼靶和超声检查,应用乳腺 MRI 检查可消除这些不利影响,并可早期发现肿块是否有进展或缩小。

(6) 乳腺癌高危患者,BRCA1/BRCA2 变异基因的携带者、有乳腺癌家族史和对侧乳腺癌者,需增加每年 1 次的 MRI 筛查。

(7) 做过隆胸术的女性,植入的硅胶假体有渗漏破裂的可能,通常发生在术后 8～12 年。约半数没有明显的临床症状,不能得到及时的处理。因此假体放入时间较长者,建议行乳腺磁共振检查。

● 怎样读懂你的乳腺磁共振报告?

首先我们来熟悉一下乳腺磁共振报告中的一些常用名词。T_1WI 和 T_2WI,分别称之为 T_1 加权像和 T_2 加权像,分别代表磁共振成像中的 2 个参数:纵向弛豫、横向弛豫。MRI 增强扫描是指静脉注射造影药物(钆螯合物)后再行一次 MRI 扫描。造影剂注入静脉后随血液分布到乳腺各正常或异常组织,各种组织的血液供应量和来源不同,造影剂的分布量、增强时间和清除速度就有差别,从而使得不同组织吸收药物的含量不同,检查的信号强弱程度也就不同。脂肪抑制是指通过抑脂技术或减影技术去除影像中的脂肪组织信号,这主要是由于乳腺疾病的图像常常被周围的脂肪组织影像所掩盖,所以需要抑制背景组织的高信号,相对提高乳腺病灶的信号强度。

● 正常乳腺的磁共振表现是怎样的?

乳腺中的脂肪组织通常在 T_1WI 及 T_2WI 上表现为高信号,

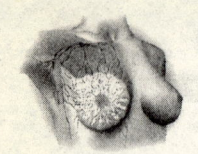

在脂肪抑制序列上呈低信号,增强扫描后几乎无增强;腺体组织在 T_1WI 上表现为较低或中等信号,在 T_2WI 上为中等信号,在脂肪抑制序列上呈中等或较高信号,动态增强扫描时,呈弥漫性、局灶性或区域性轻度、渐进性的强化,强化程度不超过增强前的信号强度的 1/3。

● 常见乳腺疾病的磁共振表现如何?

1. 乳腺增生性疾病

T_1WI 上,增生的组织表现为低或中等信号,与正常乳腺组织相似;在 T_2WI 上,信号强度随着增生组织中的含水量的增多而增高。如伴有囊性增生,囊肿则在 T_1WI 上表现为低信号,T_2WI 表现为高信号。动态增强扫描时,增生的乳腺组织多呈弥漫性或多发性的轻至中度的渐进性增强,强化程度亦与增生程度呈正相关。

2. 乳腺囊肿

MRI 对乳腺囊肿高度敏感而特异,单纯囊肿在 T_1WI、T_2WI 上均呈高信号,一般不强化;当囊肿含血液时,在 T_1WI 上呈高信号;合并感染时,可有薄的边缘强化。

3. 乳腺纤维腺瘤

乳腺纤维腺瘤的肿块特点常为单发性的结节、圆形、卵圆形或分叶形,轮廓边界清晰,内部信号均匀一致。在 T_1WI 上,肿块多为低或中等信号强度,在 T_2WI 上如纤维组织占主要成分则表现为低信号,水分或细胞含量较多时则表现为高信号。动态增强 MRI 扫描时则出现特征性的离心性的"花团状"强化,表现为从中心开始缓慢渐进性的向四周扩散,其病变特点在强化的中后期才比较明确,强化程度不如恶性病变高。

4. 乳腺癌

乳腺癌在 MRI 上多形态不规则、边界不清、常伴有毛刺,在 T_1WI 上呈低信号,在 T_2WI 呈高信号,部分患者由于平扫时即可发现乳腺癌的典型表现,如毛刺征、尖角征、局部皮肤增厚、乳头凹陷和乳腺轮廓改变等,无需进行增强扫描即可诊断。动态增强扫描常表现为由边缘向中心渗透的向心性强化;肿块边缘环形强化、导管强化;乳腺实质的不均匀的斑点状强化,尤其是早期强化。

乳腺其他检查方法

● 乳头溢液涂片检查的目的是什么?

乳头溢液是乳腺疾病的重要临床症状,重要性仅次于乳腺肿块,多数为良性病变引起,如导管扩张症。乳头溢液,尤其是血性溢液,其主要意义在于它可作为乳腺癌的早期征象而有利于乳腺癌的早期诊断。当患者出现乳头溢液时,需到医院行乳头溢液涂片细胞学检查,以排除或确定恶性病变。该方法简单快捷,仅需挤出乳头溢液,涂片后即可在显微镜下寻找病变细胞。

● 如何读懂乳头溢液涂片报告?

(1) **乳房良性病变表现为**:细胞量较少,大小形态一致,平铺排列,细胞核较淋巴细胞稍大,染色均细,核仁小而不明显。

(2) **乳房恶性病变表现为**:较多的细胞团块,细胞间的黏附性较差、松散分布,核重叠、镶嵌、推挤和核异质性明显,核大而不规则,核膜厚,染色质粗及分布不均,而胞质较少、淡染。

● 乳管镜检查的价值如何?

乳头溢液的诊断如上所述,可以采用溢液涂片,也可通过乳腺钼靶和B超等其他间接的方法来判断病变的性质和确切部位,但会存在一定的误差。现在有一种更加直观和准确的方法可以明确其性质,这就是乳管镜检查。乳管镜检查就是通过乳头溢液

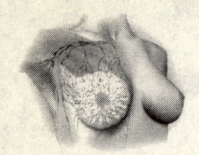

患者溢液导管在乳头的开口插入外径为 0.75 mm 或 0.45 mm 的光导纤维,利用电视屏幕直接观察溢液导管上皮及导管腔内的情况,直接发现病变,记录病变并予以体表定位,必要时还可对可疑病变进行活检。它是一种无损伤的纤维内镜检查方法,是迄今乳头溢液患者病因诊断最有效和直观的方法,为需要手术的患者提供了有价值的术前诊断和明确的肿瘤定位,也可使部分患者避免了不必要的切除活检。

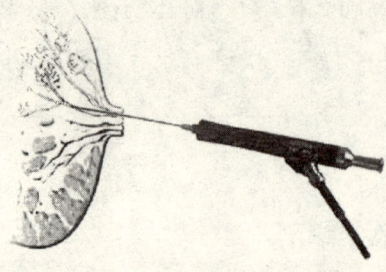

乳管镜从 1988 年开始应用于临床检查,最初的乳管镜是一种硬管内镜。该方面研究最早是由上海交通大学医学院附属瑞金医院乳腺疾病诊治中心的沈坤炜教授开展,其研究结果在全球乳腺癌最高级别会议上作大会发言,而被全球专家认可后被普及。目前国内医院所用的乳管内镜是由 Fujikura 公司于 1989 年研究成功的纤维乳管镜。

检查时患者平卧于检查床上,常规消毒铺巾,不需要麻醉,再采用注水法或注气法扩张乳腺导管,然后在监视屏上一边观察乳管内腔,一边缓慢插入乳管镜。乳管镜沿着导管管腔方向缓缓插入,逐级观察管腔的情况,如:管腔扩张程度、管壁是否光滑、有无新生物、出血和扭曲,且注意记录病变的位置。结束以后,排出乳管内的生理盐水或气体。

患者在检查过程中无明显不适,检查时间一般为 20 分钟,检查结束后 24 小时内禁止洗澡。乳管镜检查的并发症主要为乳管破裂引起的皮下气肿和局部感染,但其发生率很低。

● 如何读懂乳管镜检查报告?

(1)**正常乳管的表现**:管壁色泽乳白或淡红粉色,毛细血管走形清晰无扩张出血,导管无扩张迂曲,从主乳管分为 2~4 支向远端走行。

(2) **乳管扩张**：乳管内腔较为粗糙，局部毛细血管丰富伴出血，管壁弹性较差，部分严重病例呈囊状扩张，管腔内较多的白色絮状物漂浮。

(3) **乳管内乳头状瘤和乳头状瘤病**：前者在乳管镜下主要表现为乳管内的红色或红白相间的乳头状新生物，有一个蒂与管壁相连，可活动；后者表现为末梢导管口有血性溢液，其性质的确定尚需结合细胞学检查或乳腺钼靶检查，因乳头状瘤病是乳腺癌的癌前期病变，该病需引起足够的重视并予以积极的处理。

(4) **乳腺导管内癌**：① 可见不规则的新生物，且固定于管壁，可移动度小；② 新生物表面及周围受侵犯的管壁可有出血迹象；③ 新生物有较粗的蒂或直接与管壁相连、浸润，外观半球形而连续。

● **乳腺细针穿刺检查的作用如何？**

乳腺细针穿刺检查和乳头溢液涂片检查同属乳腺细胞学检查，其对深部病变的诊断价值较大。用 5～10 ml 的普通注射器，接上 6～8 号针头，对临床诊断不明的乳腺肿块或肿大的淋巴结进行穿刺，然后用负压吸取细胞，将细胞涂于载玻片上，请细胞病理学家进行诊断，这个过程即乳腺细针穿刺细胞学检查。

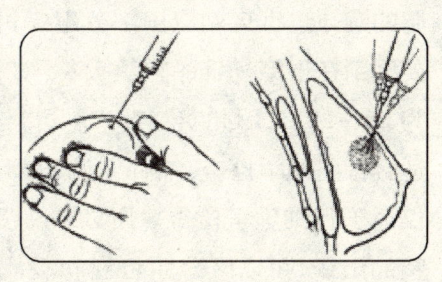

(1) **乳腺细针穿刺的优点**：乳腺细针穿刺的操作简单，不需麻醉，仅需要持针刺入肿块，再用力回拉针栓吸取条状病灶即可，不需要特殊设备；受检者的痛苦较小，较易被患者接受；诊断的阳性率较高（＞80%）；可区分乳腺炎症性病变、囊肿和肿瘤；针吸检查简便、快捷，可作为乳腺癌的普查手段。

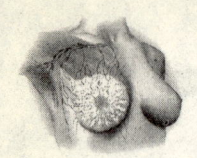

(2) 乳腺细针穿刺的适用范围：乳腺细针穿刺活检主要用于临床可触及的乳腺肿块的诊断，且随着乳腺 X 线定位技术和磁共振定位技术的发展，也逐步应用于临床检查阴性但影像学检查阳性的病例；腋窝淋巴结肿大，但病因不明者；用于鉴别弥漫性、化脓性乳腺炎和伴有炎症的乳腺癌；也可作为一种治疗手段，处理乳腺的一些小囊肿。

(3) 乳腺细针穿刺报告阅读参考乳头溢液涂片检查。

(4) 乳腺细针穿刺存在的局限性：针吸肿物时，只能搜集少量样本，不能判断肿块整体的生物学特性；精确性不够，有10%～20%的假阴性和1%～2%的假阳性，不能完全替代切除后病理组织学检查。随着越来越多的乳腺癌亚临床病灶的发现，肿瘤体积越来越小，此时细针穿刺的准确率也随之下降，其阴性结果对乳腺癌的排除意义不大。

● 乳腺粗针穿刺检查的价值何在？

为了解决细针穿刺检查的局限性，又同时保留它的优点，则可考虑采用粗针，也即空芯针穿刺活检，就是借助于空芯针对乳腺的病灶进行穿刺取出部分组织进行检查。空芯针与细针的主要区别在于穿刺针的直径大小，前者一般为11～14 G，而后者仅为20～22 G，因此空芯针穿刺可得到一条呈圆柱状的组织标本，适合行组织学检查；细针穿刺得到的组织量较少、样本量不足，仅适于行细胞学检查。所以，空芯针穿刺活检可以提供结构完整的组织，可以区分原位癌和浸润癌；组织量充足，可以提供很多预后指标的检测，如雌孕激素受体含量、BRCA1/2 的表达、P53 含量、Her-2 等，从而有利于术前全面评估，制订最合理的治疗方案；减少不必要的手术活检，降低手术相关并发症的发生率，降低医疗成本；空芯针穿刺后还可放置惰性材料或金属丝作为定位支架，为以后的手术切除标明部位，同时也有利于以后的随访。

乳腺空芯针穿刺病理组织学检查属于有创检查，穿刺中可能会出现轻微疼痛、出血，甚至气胸等；穿刺后可能形成血肿、皮下淤血、局部感染等。必要时，需要反复穿刺取得组织标本。穿刺过程中，患者如有不适，请及时提示医师终止检查。患有严重心血管等疾病、凝血功能不良、其他特殊疾病及晕血者，应事先向医师说明。

常见乳腺良性疾病

乳腺囊性增生症(小叶增生)及乳腺囊肿

● **乳腺增生是由哪些原因造成的？哪些人比较容易发生？**

前面已详细阐述了乳腺的基本组成结构和正常的生理变化。乳腺是由腺小叶和导管组成，正常乳腺的生理变化周期是受到雌激素、孕激素及垂体激素共同调控的。在三方的共同作用下，乳腺腺小叶和导管经历着周期性的增生及萎缩。乳腺增生性疾病便是由于三方激素水平的失衡，相互制约被破坏而导致的乳腺腺小叶及导管的过度增生。根据乳腺增生的程度和病理学特点，可分为单纯乳腺增生和乳腺囊性增生症。单纯乳腺增生尚属于生理增生范围，有自愈性；而乳腺囊性增生症则属病理性增生范畴。

乳腺囊性增生症好发于30～50岁绝经前女性。月经初潮年龄早、绝经年龄晚、肥胖、服用含雌激素的补品等均为该疾病的易感因素。

● **乳腺囊性增生症有哪些临床表现？**

(1) **乳房肿块**：在乳腺囊性增生症中，肿块常为囊性，可伴有乳头状瘤的形成。囊性肿块可单发，亦可呈双乳多发，肿块可随月经周期增大缩小，经前可伴有疼痛。在体检时，若腺体增生较旺盛，常可感觉增生的腺体融合成片，其腺体的边缘可被误诊为肿块。而处于增生旺盛的腺体中的单一的小囊肿常因其柔软的质地而无法触及,较易触及的大囊肿为球形,其边界由于腺体增生丰富常无法通过触诊探清,常可推动。若囊性肿块呈多发性,其活动性将受限。多发的囊性肿块及结节往往呈节段性分布,触诊时可感到融合成片的腺体表面有颗粒感,走向可沿导管分布。若合并乳头状瘤形成,可触及实性肿块。在体检中鉴别囊性和实性肿块并不容易,特别是在乳腺增生旺盛时,囊性肿块内部的高张力常使其触诊时产生实性肿块的手感。

(2) **乳房疼痛**:通常与月经周期相关。研究发现,乳房疼痛的女性其黄体生成素(LH)以及卵泡刺激素(FSH)水平较平均正常水平高。在激素的作用下,月经前的乳房增生最为旺盛,腺体丰富且上述的囊性肿块或结节常因激素作用而膨胀,其表面张力较高而导致胀痛,月经过后乳腺腺体萎缩,疼痛常随之减轻消失。疼痛的特点为胀痛,一般在月经来潮前较剧烈,月经来潮后疼痛减轻并消失。在体检过程中,在疼痛部位仔细检查,常可发现上述特点的肿块或结节,触诊可能使疼痛加剧,同时可发现挤压后的乳头溢液,溢液常为多管溢液,颜色多为淡黄色。体检中须鉴别疼痛是否来自深面的肋骨或肋间肌。在疼痛的性质上,因乳腺囊性增生引起的疼痛常为胀痛,肋间肌的疼痛常由肋间神经引起,性质为刺痛。肋骨引起的疼痛可通过手指触压病变肋骨而鉴别。在体位上,则可取侧卧位,使乳房组织远离胸壁,此时患者常可自行感觉疼痛来源的位置而鉴别。

● **乳腺囊性增生症的影像学表现是怎样的?**

目前,乳腺钼靶与B超检查已经作为乳腺囊性增生诊断的主要辅助检查。

(1) **钼靶**:乳腺囊性增生症可同时具有致密的腺体、囊性肿块、钙化、导管扩张。致密的腺体表现为大片的密度影增高;囊性肿块可表现为大小不一、数目不等的圆形、卵圆形或结节状高密

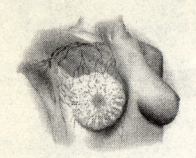

度影。边界光滑,密度高于乳腺腺体,有时在肿块区域内可见小片状、不规则状钙化影。

(2) **B超**:若患者腺体增生较为致密,B超检查对囊性肿块的显影更优于钼靶检查。典型的囊性肿块可表现为椭圆形或圆形内部无回声的占位,边缘清楚,后方回声增强。典型的囊性肿块称为单纯性囊肿,在超声检查下很容易与实性肿块相鉴别。相对于单纯性囊肿,另有一种复杂性囊肿,由于其内部回声为低回声,而其形态、边缘等特点均与良性肿瘤相近,鉴别复杂性囊肿与实性肿块最为可靠的方法则是穿刺抽吸涂片检查。

综上所述,乳腺囊性增生症由于其影像学表现易与良性肿瘤混淆,故影像学证据虽仅作为临床诊断的参考依据之一,最可靠的仍须依靠病理诊断。

● 如何诊断乳腺囊性增生症?

乳腺囊性增生症的诊断一般通过临床表现即可基本确立,为防止对恶性病变的误诊,需要结合临床体检、影像学检查和穿刺活检三联检查。穿刺活检获得的证据是病理学证据。目前临床上取得病理学证据的方法一般主要为细针抽吸细胞学检查和空芯针穿刺活检,以及手术切除活检。

对于乳腺囊性增生症的诊断和处理的一般流程简述如下:如果B超结果提示明确单纯的囊性肿物,可免去穿刺检查,则进行定期乳腺专科门诊的随访。若B超提示复杂性囊肿,对于临床体检可触及的囊肿可做细针穿刺抽液检查,或定期门诊密切随访;对于难以触及的囊肿也可在B超引导下进行抽液或活检。根据抽液的结果,可分为血性和非血性两种。若穿刺得血性液体,建议行空芯针或手术精确活检,获得精确的病理报告。若为非血性液体,且囊肿在抽液后彻底消失未复发,患者可进入随访,4~6周后复查证实囊肿是否有复发,如果囊肿在抽液后反复复发,建议行精确活检获得病理报告。

并不是所有穿刺抽吸的囊内液体都需要常规行细胞学检查，早在20世纪80年代，Ciatto及其同事研究了4 105例患者中的6 782份囊肿穿刺液，结论显示在5 100例影像学检查阴性的病例中，穿刺细胞学检查并未提高囊内病变的检出率(仅仅0.1％的患者细胞学检查提示囊内乳头状瘤而临床和影像学阴性)，大多数患者在穿刺前已被怀疑。该研究建议只有血性穿刺液须做细胞学检查以预防原位癌的漏诊。

对具有血性囊液的囊肿进行空芯针穿刺(B超引导或无引导)活检在临床上应用较少，大多的精确活检均采取手术活检以获取病灶的病理诊断。

● 乳腺囊性增生症会恶变吗？

多年的长期随访研究表明，乳腺良性病变与乳腺癌的发生有着密切的关系。乳腺的病变从病理学角度可分为乳腺非增生型病变、不伴有非典型性的增生性病变、非典型性增生病变3种类型。在乳腺良性增生性疾病中，非典型性增生细胞的存在会大幅增加恶变的危险。

乳腺囊性增生症的病理学改变有：囊肿、上皮瘤样增生、乳头状瘤病、腺管型腺病、大汗腺样化生，其中乳头状瘤病、腺管样腺病、囊肿为主要病变。囊肿属于非增生型病变，后两者均属于不伴有非典型性增生的增生型病变，但乳头状瘤病已经与乳腺导管和小叶非典型性增生一并列为乳腺癌的癌前病变。由此可见，乳腺囊性增生症患者患乳腺癌的危险性明显高于正常女性。而一旦出现非典型性细胞，那恶变的相对危险性则进一步提高。

● 影响乳腺囊性增生症恶变的因素有哪些？

包括乳腺癌家族史、月经状态、生育状况。

(1) 国外研究发现，具有非典型增生改变的良性病变中，有乳腺癌家族史的患者更易恶变。有明确乳腺癌家族史的乳腺囊

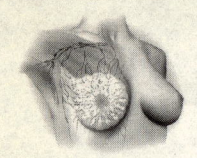

性增生患者患乳腺癌的危险率仍高于无家族史的患者。

(2) 具有非典型增生的绝经前女性患乳腺癌的危险率高于绝经后女性；而无非典型增生的增生性疾病发生恶变的危险率与绝经与否并无关系。

绝经后激素替代治疗是否会影响乳腺囊性增生症恶变是另一个很受关注的问题。已有研究证实，激素替代治疗会提高乳腺癌的发病率，但不会提高乳腺增生性疾病的发病率。

(3) 生育年龄晚和生育次数少的女性较易患乳腺疾病。

● 乳腺囊性增生症如何治疗？

1. 手术治疗

(1) 当针吸细胞学检查阴性而临床体检及影像学检查提示恶变可能，须行手术活检，根据术中病理决定下一步治疗方式。

(2) 针吸细胞学检查提示非典型增生或多次穿刺抽吸囊液后囊肿反复复发以及药物治疗无效者，须手术活检，根据活检情况决定手术方式。

(3) 术中冷冻切片发现上皮细胞高度增生、间变者，可行乳房象限切除。若一级亲属有乳腺癌家族史，可行单纯乳房切除。

(4) 有乳腺癌家族史，术中冷冻切片提示非典型增生有明显异性，或乳头状瘤病患者可行预防性的单纯乳房切除术。

(5) 其他乳腺专科医师有怀疑的乳腺病灶。

2. 药物治疗

主要针对有乳房疼痛的患者。

(1) 他莫昔芬：10 mg/d 或 20 mg/d，2 个月后即可见效，6 个月为一个疗程。长期应用可增加患子宫内膜癌及肝细胞癌的危险性。

托瑞米芬作为与他莫昔芬同一类的抗雌激素药物，却无类雌激素作用，安全性较他莫昔芬高，也是一种常用的药物，但价格偏高。

(2) 溴隐亭：作为一种泌乳素分泌抑制剂，也可用于乳房疼痛的治疗。剂量可为 2.5 mg，每天 2 次，患者症状可明显缓解，但可有较明显的恶心及头晕等不良反应。

(3) 达那唑（丹那唑）：其缓解乳房疼痛的效果非常显著，但也有明显的不良反应，大多数患者在治疗过程中出现恶心、抑郁、月经紊乱和头痛。

3. 中医中药

(1) 青年患者出现乳房肿块以及随月经周期变化的乳房疼痛，可服用逍遥散合四物汤加减：柴胡 9 g，香附 9 g，八月扎 12 g，青皮、陈皮各 6 g，当归 12 g，白芍 12 g，川芎 9 g，橘叶、络各 4.5 g，益母草 30 g，生甘草 3 g。

(2) 中年女性患者也可服用二仙汤合四物汤加减：仙茅 9 g，仙灵脾 9 g，软柴胡 9 g，当归 12 g，熟地 12 g，锁阳 12 g，鹿角 9 g，巴戟 9 g，香附 9 g，青皮 6 g。

可就诊乳腺专科的中医门诊或营养门诊，进行更有针对性的治疗。

● 男性也会发生乳腺增生吗？

男性乳腺增生又可称为男性乳房肥大，指在不同时期由各种原因造成的男性单侧或双侧乳房肥大，可伴有胀痛、乳头溢液、乳晕下触及结节。可发生于各年龄段，与男性体内雌激素的水平关系密切。

男性乳腺增生可为生理性改变，也可由其他系统的疾病引起。临床上将男性乳腺增生分为原发性生理性乳房增生和继发性病理性乳房增生两类。

原发性生理性男性乳房增生，是由于青春期性激素水平变化导致一过性的雌激素/雄激素比例失调，以及乳腺组织对雌激素敏感性增高引起。这些改变随着青春期的结束也将逐渐复旧。

继发性病理性男性乳房增生可由如下原因造成：

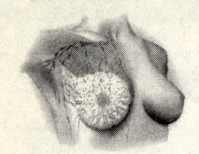

(1) 药物诱导：据国内外研究报道，绒毛膜促性腺激素、雄激素和雌激素激动剂（甲基多巴）、利舍平、螺内酯、维拉帕米、地西泮、异烟肼、利福平、甲硝唑、西咪替丁、奥美拉唑、烷化剂、卡托普利、三环类抗抑郁药等均可影响体内雌激素水平并引起男性乳房发育，但停药后增大的乳房多可自行恢复。

(2) 雌激素生成增多及灭活减少：肾上腺病变、甲状腺疾病、肝脏疾病等引起体内雌激素或其前体物质增多，或肝脏灭活雌激素能力下降，而致乳腺增生。

先天性因素，如先天性睾丸发育不全、完全性睾丸女性化等均为遗传性疾病，前者可导致血睾酮降低，促性腺激素增高。而后者是由于雄激素受体量及功能的异常，导致睾酮无法正常发挥作用，反馈引起促性腺激素水平上升，血中雌二醇水平上升引起乳房发育。其他睾丸先天发育缺陷疾病，如 Kallmann 综合征及 Reifenstein 综合征均可引起激素水平异常导致乳房发育。

(3) 其他：胃癌、肺癌、肝癌及肾癌可分泌异位人绒毛膜促性腺激素（hCG），睾丸肿瘤可引起原位 hCG 分泌增多。该激素可直接刺激乳房发育，也可通过刺激雌激素的生成引起乳房发育。垂体的肿瘤可造成泌乳素分泌增多引起乳腺增生，这一点较为少见。

● **男性乳腺增生的临床表现如何？**

(1) **肿块**：最为常见的男性乳房发育表现。肿块直径 2～3 cm，可为双侧发生，位于乳头乳晕下，边界清楚，质地韧，可有一定的活动性，触诊感觉肿块呈盘状。

(2) **疼痛及乳头溢液**：可表现为乳头乳晕下肿块的触痛，也可为乳房的胀痛。当出现乳头溢液时，患者的乳房常已较大，乳头受挤压时可有白色乳汁样分泌物溢出。

(3) **乳房肥大**：该类患者常无可扪及的肿块，增生的乳腺犹如青春期少女的乳腺，仅有轻压痛及乳头溢液为其表现。

● 男性乳腺增生如何诊断及鉴别诊断？

1. 诊断

详细询问病史：年龄、遗传性疾病家族史、传染病史、服药史以及各系统疾病史，结合症状体征以及各系统影像学、化验检查进行诊断。若排除了家族性遗传性乳房发育以及肝、肾疾病，药物引起的乳房发育则须行血清 hCG，LH（黄体生成素），T（睾酮），E_2（雌二醇）测定以查找病因。检查结果可能出现以下几种情况：

（1）仅 hCG 上升：行睾丸超声检查，发现肿块则考虑睾丸生殖细胞肿瘤，若无阳性发现则考虑为非性腺生殖细胞肿瘤或可分泌 hCG 的非滋养细胞肿瘤（如肺癌等），可进一步行全身的影像学检查以定位病灶。

（2）LH 上升，T 下降：提示原发性性腺功能减退，可能因各种先天睾丸发育不全导致。

（3）LH 下降，T 下降：须测血清泌乳素排除垂体泌乳素肿瘤。若泌乳素水平正常，则考虑为继发性性腺功能减退，病变常位于下丘脑、垂体。

（4）LH 上升，T 上升：常见于甲状腺功能异常，此时须测定 T_4（四碘甲状腺原氨酸），TSH（促甲状腺释放激素）水平，若 T_4 上升，TSH 下降则考虑为甲状腺功能亢进。若无阳性发现，则考虑为雄激素受体异常导致的雄激素耐受。

（5）E_2 上升，LH 下降：考虑体内存在分泌雌激素的病变从而反馈引起 LH 水平的下降。可先行睾丸 B 超，若发现肿块，可考虑为 Leydig 细胞或 Sertoli 细胞肿瘤。若睾丸 B 超无阳性发现，可行肾上腺 CT 或 MRI 检查以探寻肾上腺肿瘤或增生。若睾丸 B 超与肾上腺检查均阴性，则可能为合成雌激素过程中酶活性功能增强所致。

（6）若 LH、E_2、T、hCG 均在正常水平，则可考虑为特发性男

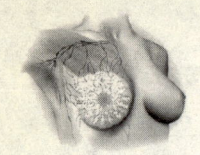

性乳房发育。

2. 鉴别诊断

在诊断过程中,需要特别注意的鉴别诊断为假性男性乳房发育与男性乳腺癌。

(1) 假性男性乳房发育是由于脂肪沉积而非腺体增生造成的乳房增大,该类患者多肥胖,并无乳房疼痛及溢液。体检中可用手指挤压乳房,若男性乳腺增生则容易触及有弹性且实性的盘状组织,在挤压过程中可感受到阻力。但假性男性乳房发育因脂肪沉积而无阻力感与弹性感。

(2) 男性乳腺癌患者常可通过仔细的体检作出鉴别,男性乳腺癌的肿块常迅速增大,质地坚硬,与周围组织粘连、固定,乳头溢液常呈血性,并可有腋下无痛性淋巴结肿大。这些患者需要进行影像学检查以及针芯活检以明确诊断。

● 男性乳腺增生如何治疗?

1. 药物治疗

(1) 双氢睾酮庚烷盐:雄激素类药物,可不被转化为雌激素并直接作用于靶器官。用法为 200 mg 肌内注射,每 2~4 周 1 次,共用 16 周,可在 1~2 周起效。有研究证实,约 75% 患者乳房体积有所减少,25% 左右患者达到完全缓解。

(2) 他莫昔芬:雌激素竞争性拮抗剂,用法为 10 mg 每天 2 次口服,疗程为 2~4 个月。效果令人满意,乳房疼痛明显减轻,乳房明显缩小,80% 左右患者达到完全缓解。

(3) 来曲唑、阿那曲唑:芳香化酶抑制剂,阻断雄激素的芳香化从而减少组织雌激素的合成,但是由于会引起反射性雄激素的分泌增多,具体疗效尚无定论,且价格昂贵,目前应用较少。

2. 手术治疗

(1) 适应证:乳房增大(直径>4 cm)长期不消退或影响美观及社交活动;应用药物正规治疗无效;患者心理恐慌或怀疑恶变。

(2) 手术方式：年轻患者可予以保留乳头、乳晕的皮下乳腺切除术。老年患者可行单纯乳房切除术。

乳腺良性肿瘤

● 乳腺纤维腺瘤有哪些临床表现？

乳腺纤维腺瘤是最为常见的一种乳腺良性肿瘤，好发于年轻女性，月经初潮前和绝经后女性少见。目前认为可能与雌激素水平相对或绝对升高，乳腺组织对雌激素过度敏感以及饮食、遗传等因素有关。

乳腺纤维腺瘤最为常见的就诊原因为患者自行发现的乳房肿块。肿块大多发生于外上象限腺体丰富的区域，常呈单发，也可为双侧乳腺多发。质地常较韧，触诊时犹如触及鼻尖，肿块的边界清楚，活动性好，肿块的表面比较光滑。但若肿块生长在丰富的腺体中，体检中常可感觉肿块边界不甚清楚，较为固定，若肿块完全为腺体所覆盖，在体检中可仅仅感觉局部腺体增厚。形态大多为椭圆形或圆形，但也可出现分叶状或如葫芦样生长的肿瘤。分叶状或葫芦样的肿块在体检时可感觉肿块边界欠清，数个肿块之间并非独立，推动肿块之一常可引起其他肿块的共同移动，或者活动性较单个肿块下降。

在问诊和体检中须对肿块的良、恶性进行初步的鉴别。典型的乳腺纤维腺瘤的肿块并不难鉴别，此类实性肿块不随月经周期而改变，且肿块的生长速度较慢。但若肿块被腺体包裹，位置较深，患者同时患有乳腺囊性增生症时，常需要通过B超检查明确诊断。

● 乳腺纤维腺瘤的影像学表现如何？

（1）**钼靶**：在钼靶片上乳腺纤维腺瘤的肿块表现为圆形或椭圆形，密度较周围正常乳腺组织高，边界清楚光滑，可伴有粗颗粒

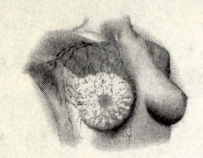

的钙化，但一般不会出现细沙粒样钙化。

（2）**B超**：在B超下，纤维腺瘤肿块表现为边界清楚的圆形或椭圆形低回声，内部较均匀，有点状光点，可见侧方声影。

国外文献报道，单纯依靠临床检查诊断纤维腺瘤的准确率约为66%；临床检查结合钼靶检查，纤维腺瘤的诊断准确率可以达到95%，特异性为51%。而对于致密腺体的乳腺，与钼靶检查相比，B超检查更具有优势。研究证实，乳腺钼靶摄片结合B超检查的敏感性（96%）比单用超声（81.7%）或者单用钼靶（75.8%）均高。目前考虑到中国年轻女性乳腺比较小，且比较致密，乳腺纤维腺瘤的影像学检查多以B超检查为主。而对于年龄较高的，尤其是35岁以上，乳房腺体萎缩比较好的女性，钼靶与B超检查的联用可提高检出率，同时可以发现以微钙化为主的非常非常早期的癌——原位癌。

● 乳腺纤维腺瘤如何诊断？

具有典型体征及影像学表现的乳腺纤维腺瘤的诊断并不困难。在临床工作中，为避免对恶性肿瘤的漏诊，国外常采用乳腺肿块的三联检查：临床体检、影像学检查、穿刺活检。

但是由于细针穿刺具有一定的漏诊率，加上中国女性乳腺癌的发病年龄比欧美国家要早约10年。因此在国内临床工作中，通过体检发现明显肿块的女性，若B超或联合穿刺检查考虑良性的，可根据患者意愿进行随访，但必须告知患者必须承担极小的延误诊断的风险，结合患者的意愿进行下一步治疗的决定。若穿刺结果为正常乳腺组织或脂肪组织，应考虑诊断不明确，可再次进行穿刺，若仍不明确，须进一步手术活检以明确诊断。如果在临床体检中医师怀疑肿块有恶性倾向，则宜尽早行手术切除活检。

● 乳腺纤维腺瘤如何治疗？

乳腺纤维腺瘤主要依靠手术治疗，需要讨论的是手术治疗的时机及方式。

40岁以下的患者若临床体检、影像学检查及穿刺活检均提示良性肿瘤,为了保持其乳房的外形美观,一般建议以三联检查随访,但必须告知患者延误诊疗的可能性。

对于这部分人群手术时机的选择要注意以下几点:

(1) 患者强烈要求手术,以明确病理性质,消除心中疑虑。

(2) 肿块在某次随访过程中增大明显。

(3) 未孕妇女计划怀孕前,或妊娠时发现的肿块。妊娠与哺乳可能导致肿瘤生长甚至恶变,为避免妊娠期乳房肿块给诊断和治疗带来困难,建议手术治疗。

(4) 患者有乳腺癌的高危因素,临床需要明确病理性质的。

(5) 应用改良三联检查计分法(MTTS)评分≥5分的患者。

(6) 其他乳腺专科医师认为需要的情况。

手术切口的选择:根据肿瘤的不同部位决定不同的手术切口。乳晕附近的肿瘤可取环乳晕弧形切口,皮内缝合切口,伤口恢复后瘢痕不易察觉。乳房下部的肿块可沿乳房下缘行弧形切口,这样伤口更为隐蔽。年轻患者若肿瘤<3 cm可行麦默通微创旋切术,该手术为微创手术,通常在乳腺边缘较为隐蔽的部分选取5 mm左右的微小切口,术后几乎不留瘢痕,经过加压包扎以及无菌技术的应用,术后出血、感染等并发症亦可避免。但麦默通微创旋切术在应用中需要注意患者的凝血功能;是否月经、哺乳或者怀孕期;肿块是否>3 cm(因为不易切除彻底)。乳房较小且肿块过于靠近皮肤或乳头、胸壁,也会影响切除效果。

对于35岁以上的患者,建议在临床体检、影像学检查、穿刺活检明确诊断后及时行手术治疗,手术时应选择切除肿块周围部分腺体以预防复发。

● 乳腺纤维腺瘤会恶变吗?

单纯的乳腺纤维腺瘤属于无非典型增生的增生性病变,一般

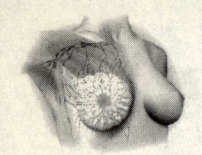

认为其恶变概率极低。但注意特殊情况：① 间质的纤维组织恶变，纤维腺瘤由腺体和纤维组织组成，间质的恶变称为叶状囊肉瘤，该恶性肿瘤在女性乳腺癌中占 0.2%～1%，而纤维腺瘤是该恶性肿瘤最常见的来源。② 当纤维腺瘤合并乳腺囊性增生症或者硬化性乳腺病、导管内乳头状瘤，以及一些上皮增生活跃甚至非典型增生时，其相对危险率可大大提高。如果纤维腺瘤患者同时具有非典型性增生以及乳腺癌家族史，其患乳腺癌的相对危险率可提高 10 倍之多。因此，对于未手术切除的乳腺纤维腺瘤患者，仍需长期观察。对于肿块增大明显或较大肿块，仍建议尽早手术切除。

● 何谓乳腺脂肪瘤？

脂肪瘤是一种常见的体表良性肿瘤，由脂肪细胞增生形成，可发生于身体任何部位。常见好发部位有肩背部、四肢，发生于乳房的脂肪瘤较少。本病多发于中年以上乳房较丰满、肥胖的女性。首发症状为无痛性的乳房肿块，呈单发，可为圆形、椭圆形或分叶状。直径一般在 5 cm 左右，质地软，边界清楚，活动性好，不与胸壁或皮肤发生粘连。位置较浅的乳腺脂肪瘤经过体检通常可以确诊，深部的脂肪瘤若体检较为困难可选择 B 超检查，一般均可明确诊断。一般类型的脂肪瘤大体观察下为色泽较黄的脂肪组织。一种特殊类型的脂肪瘤称为血管脂肪瘤，因肿瘤含有丰富的血管及结缔组织，其剖面常为红色。

乳腺脂肪瘤的治疗，目前对较大或生长较为迅速（短期内增大）的肿瘤予以手术切除；对于生长缓慢、体积较小的脂肪瘤，可随访观察。脂肪瘤切除手术较为简单，一般仅需局部麻醉，术中离断所见的所有走向肿瘤的血管，沿肿瘤包膜剥离肿瘤即可。术后须局部压迫乳房止血。除非患者为多发性脂肪瘤体质，一般术后较少复发。

● 何谓乳腺错构瘤？

乳腺错构瘤又称为腺脂肪瘤，其病因多为胚胎发育期乳腺发育异常引起,造成乳腺各成分结构比例的紊乱。该病好发于中青年女性,通常为无痛性的单一肿块,质软,边界清楚,表面光滑,活动性好,与周围组织无粘连。影像学检查中,钼靶摄片可发现圆形或类圆形阴影,其内密度不均匀,边缘光滑。B超可发现内部回声不均匀的团块。需手术切除后病理确诊。

错构瘤通常也有完整的包膜,故手术方法同脂肪瘤切除手术。预后好,术后一般无复发。

● 何谓乳腺平滑肌瘤?

可发生于乳腺内所有含有平滑肌组织的部位。根据生长部位及细胞组成的不同,可分为3类。来源于乳晕区皮肤平滑肌者为浅表平滑肌瘤;来源于乳腺血管平滑肌者为血管平滑肌瘤;来源于血管平滑肌和腺上皮共同构成者为腺样平滑肌瘤。浅表的平滑肌瘤可见皮肤隆起,略呈红色,局部有压痛,根据这些特征性的表现,诊断并不困难。而深部的平滑肌瘤,如血管平滑肌瘤和腺平滑肌瘤,通常质韧,活动性好,临床上较难与纤维腺瘤相鉴别。须手术病理确诊。

乳腺平滑肌瘤的治疗与上述良性肿瘤相同,只是需要注意的是浅表平滑肌瘤在切除时须连同皮肤一并切除。术后不复发,极少恶变。

● 何谓乳腺淋巴管瘤?

乳腺淋巴管瘤临床极为少见。该疾病为先天性良性肿瘤,由淋巴管和结缔组织构成。临床上该肿瘤无自觉症状,生长缓慢,体检中瘤体无压痛,可呈大小不一的质软肿块,有囊性感和波动感,透光试验阳性,进行穿刺可抽得淡黄色清亮液体。较小的肿瘤可行肿块切除,若肿块较大,有乳房单纯切除的指征。

● 何谓乳腺分叶状肿瘤?

分叶状肿瘤为纤维上皮性肿瘤,在乳腺肿块中并不常见,发

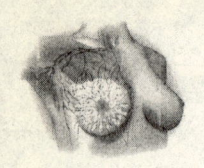

病率为 0.3%～0.5%，平均发病年龄为 40 岁左右。根据组织学分类，可分为良性、交界性、恶性分叶状肿瘤。其中良性分叶状肿瘤占大多数。

分叶状肿瘤表现为可扪及的无痛性肿块，偶尔可伴有疼痛，生长速度较慢，但有些肿瘤可在短期内迅速生长。当肿块迅速生长时，皮肤可被拉伸变薄，可见表浅静脉的扩张，良性的分叶状肿瘤不会引起皮肤破溃。良性的分叶状肿瘤质地偏韧，可被推动，与纤维腺瘤相似。

乳腺钼靶及 B 超检查，分叶状肿瘤与纤维腺瘤的表现相似。细针穿刺细胞学检查及空芯针活检也难以将两者鉴别，故确诊需手术完整切除肿块后送病理检查。

在手术治疗方面，原则上无论肿瘤为恶性或良性，均应扩大切除保证切缘阴性。良性的分叶状肿瘤建议行肿块扩大切除术，足够的切缘为≥1 cm 以预防复发。

乳头溢液

● 乳头溢液有哪些原因？

乳头溢液为乳腺疾病常见的症状之一，引起乳头溢液的原因多种多样，其中部分为生理性溢液，大多由良性病变引起，另一部分则为恶性病变。

1. 生理性原因

在未哺乳的妇女中，约有 2/3 的女性可通过乳房按摩及压力抽吸产生少量乳头溢液。这些液体是生理性分泌的，可为白色、黄色、褐色等非血性溢液。生理性溢液常多发于多个导管，各导管的溢液颜色可不同，常在沐浴后或乳房体检后发生。生理性溢液须排除其他病理因素后建立诊断，该类溢液无需治疗。

2. 病理性原因

导管内乳头状瘤为乳头溢液最常见的病因,有研究表明,乳头溢液 35%～48% 由导管内病变引起。患者常因自行发现内衣残留污渍而就诊,大导管内发生的乳头状瘤,乳头溢液发生率可达 80%。中小导管内发生的乳头状瘤出现乳头溢液的概率较低,仅为 10%～25%,该类病变常发生在多个中小导管,称为乳头状瘤病,该类患者就诊原因多为自检发现的乳房肿块。

● 导管内乳头状瘤的临床表现如何？

导管内乳头状瘤的溢液性质可为血性、浆液血性、浆液性,如并发梗死则可因感染而形成脓性溢液。溢液常由质脆的乳头状瘤破损出血以及脱落的导管上皮细胞组成。最常见的为血性溢液,其次为浆液性或浆液血性。可为单管溢液或多管溢液。单管溢液多为大导管内的乳头状瘤造成,也可为单纯的导管扩张甚至导管内癌；多管溢液可由于导管内乳头状瘤病或者导管内乳头状瘤合并导管扩张引起。国内最早由上海交通大学附属瑞金医院乳腺疾病诊治中心的沈坤炜教授开展纤维乳管镜方面的研究,发现乳头溢液的患者中有 35.5% 确诊为导管内乳头状瘤或乳头状瘤病,其中血性溢液占 33%,浆液血性溢液占 17%,浆液性溢液占 2%,水样溢液占 2%。

在体检的过程中,对于以溢液为首发症状的患者,医师通过挤压乳晕区可发现某一方向的乳管一经挤压,与之相应的乳头部的乳管开口便有溢液渗出。此时若在此压迫点周围寻找,1/3 的患者可扪及肿块。单发的大导管内肿块性质偏韧,表面光滑,边界清楚,活动性佳,通常无压痛。若肿块较大并使导管梗死,挤压时可引起疼痛。对于无法触及肿块的患者,可通过挤压各个方向的导管并观察有无溢液而确定病变导管的位置。若患者病变位于中小导管并呈多发性,可扪及肿块分布于外周,呈串珠样排列,边界常不清。

常见乳腺良性疾病

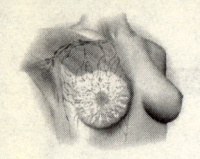

● 如何诊断导管内乳头状瘤？

根据典型的乳头溢液性质及肿块特点，导管内乳头状瘤的诊断可基本确立。为避免漏诊导管内恶性病变，须进行辅助检查以明确诊断。可选用的检查方法有钼靶摄片、B超、乳头溢液细胞学检查、选择性乳管造影、导管灌洗以及纤维乳管镜检查。

1. 钼靶、B超及乳头溢液细胞学检查

钼靶检查对恶性病变具有较高的敏感度，但对于乳头溢液的患者，其敏感度明显下降。

超声检查较钼靶可提高检出率，并可鉴别接近乳头处的导管内乳头状瘤和恶性病变。临床上对于钼靶或B超检查怀疑恶性的病变，建议行病理活检。

乳头溢液细胞学检查对恶性病变的检出率并不高。这可能与乳头溢液中脱落的导管上皮细胞的量较少有关。

2. 选择性乳管造影

这是一种能协助诊断而又安全可靠的方法。方法为于乳头找准溢液乳管，注入造影剂并进行钼靶摄片。正常的乳管在造影下的表现为自乳头向内逐渐分支变细，呈树枝状。根据分支的位置，可将乳管分为：一级乳管，二级乳管，三级乳管，肿瘤常发于一级乳管和二级乳管内。正常的乳管在造影下管壁光滑，分支走向平滑自然，病变导管在造影下表现为单个或多个的充盈缺损，可有远端导管的扩张，或导管梗阻等，但管壁仍光滑，无浸润现象。研究表明，导管的充盈缺损或中断对于乳头状瘤或癌具有较高的阳性检出率。造影的另一优点在于随后进行指定病变部位的导管切除对年轻女性的泌乳功能是一种保护。

3. 导管灌洗术及纤维导管镜检查

纤维导管镜检查为导管内乳头状瘤以及导管内恶性病变确诊的绝佳工具。纤维导管镜检查使得医师可以直接观察病变导管，并可进行取样。方法为先定位溢液乳管，以8号、9号、10号至12号探针依次扩张溢液乳管,达到满意扩张度后插入内镜探头。在扩张乳管的过程中,一些患者可能出现应激性的乳管括约肌的紧张导致无法顺利扩张乳管,此时可以平头针注入少量1%利多卡因或地卡因松弛括约肌,常可收到较好的效果。操作过程中,以生理盐水冲洗管腔,可以起到一定的清洁作用,也可以保持乳管的扩张,方便检查。

正常乳管在直视下管壁黏膜光滑呈粉红色,可见微血管以及环状的乳管结构以及清晰的导管分支。导管内乳头状瘤在直视下可呈红白黄相间,呈乳头状突出于管腔内。有些导管内乳头状瘤患者导管内可见絮状分泌物以及红色的管壁,这些是由炎症引起的反应。导管内癌在纤维导管镜下表现为增生物沿乳管纵行伸展,呈灰白色不规则隆起性病变,质脆,充血,可有点状出血,触之易出血。在乳管镜下,可行活检明确诊断,也可行导管灌洗术采集脱落细胞以明确诊断。

● 乳头溢液与乳腺癌的关系如何?

乳头溢液的患者中,癌的发生率为5%～15%不等。这与各研究调查的人群有关。浸润性癌及导管内癌均可引起乳头溢液。浸润性癌在乳头溢液的同时大多可扪及肿块。体检以及影像学检查可用以明确肿块的性质,其诊疗将在以后的章节中阐述。导管内癌常以乳头溢液为唯一症状,性质常为血性或浆液性,少数可为水样溢液,多呈单管单侧的溢液。体检过程中常无法扪及肿块,故导管内癌的诊断必须依靠辅助检查。

● 导管内乳头状瘤与导管内癌如何治疗?

导管内乳头状瘤病已和非典型性增生一并被列入癌前病变。由于导管内乳头状瘤与导管内癌临床表现相似,故一旦发现单侧单管性的血性溢液伴或不伴有肿块的患者,原则上行导管镜检查明确导管内病变后手术切除活检,并根据病理报告决定手术

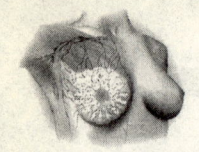

方式。

(1) 导管内乳头状瘤的手术方式有病变导管区段切除术及单纯乳房切除术。术前须注意避免过度挤压乳房,以免导管内积液排尽,术中难以确定溢液乳管开口。术中可先将亚甲蓝从溢液口注入,切开后对亚甲蓝染色的乳管进行完整切除,并送病理检查,如发现恶性细胞则根据有否浸润行单纯乳房切除+前哨淋巴结活检或改良根治术。亚甲蓝的应用解决了术中病变导管定位以及切除范围选择的疑问,国内有资料显示在接受亚甲蓝染色后行病变导管区段切除的患者中,3年复发率不足4%;另有研究显示在95例接受了亚甲蓝染色后乳管区段切除的患者中,3年随访无一复发。

(2) 导管内乳头状瘤病属癌前病变,故有行单纯乳房切除术的指征,当然术前须与患者进行沟通,结合患者个人意愿选择手术方式。

急性乳腺炎

● 乳腺炎是如何发生的?

造成急性乳腺炎的原因是细菌入侵乳腺组织,导致乳腺的炎症反应,好发于哺乳期妇女。

(1) 细菌的入侵:一是由于各种原因造成的乳头及周围的损伤,例如乳头内陷时婴儿吮吸乳汁困难造成乳头周围的破损,此时致病菌可从破口处进入乳管或淋巴管引起感染。另一种情况是哺乳习惯不佳,婴儿常含乳头而睡,也可使婴儿口腔的细菌直接侵入乳管,进而扩散至乳腺间质引起化脓性感染。常见的致病菌为金黄色葡萄球菌、表皮葡萄球菌及链球菌。

(2) 乳汁的淤积:可为入侵的细菌提供一个生长繁殖的绝佳场所。乳汁淤积的原因常有以下几点:① 乳头内陷或过小未能得到及时的矫正，造成哺乳困难甚至无法哺乳。② 乳汁过多，未保持排尽状态，每次哺乳后多余的乳汁仍留在乳房内。③ 各种原因造成的乳管不通，如肿瘤、外伤、手术损伤等，均可影响正常哺乳。

● 急性乳腺炎的临床表现如何？

急性乳腺炎按照炎症的发展过程可分为急性单纯性乳腺炎、急性化脓性乳腺炎以及脓肿形成三期。后两期患者除了有炎症的局部症状以外并发全身症状。

急性单纯性乳腺炎期以局部症状为主，炎症可使乳房局部出现红肿热痛，具体表现为乳房局部皮肤变红，皮温升高，胀痛并伴有压痛。随着病程的发展，可进入急性化脓性乳腺炎期，炎症坏死组织以及致病菌进入血液循环形成菌血症，积累到一定数量后出现感染的全身症状，例如高热寒战，心率增快，局部红肿热痛更为明显，并出现较明显的硬结，腋下淋巴结可出现肿大触痛。实验室检查中白细胞计数明显升高，中性粒细胞比例上升。感染较为严重以及免疫功能较差者可发生败血症甚至脓毒血症导致感染性休克。

当治疗不充分而病情进一步加重，进入脓肿形成期，脓肿可为单房性也可为多房性，浅表的脓肿由于其波动感明显较易被发现，但深部的脓肿常波动感不明显，故不易发现。B超检查可提供深部脓肿形成的依据。同时当全身症状加重，药物治疗不明显时，须注意是否有脓肿形成。

● 急性乳腺炎如何诊断？

急性乳腺炎须分两步进行完整的诊断。

1. 确定是否为急性乳腺炎

根据典型的临床局部红肿热痛合并全身感染症状，以及实验室检查，结合哺乳史一般可明确诊断。在此需要注意与炎性乳癌

常见乳腺良性疾病

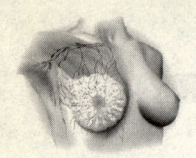

的鉴别。炎性乳癌好发于年轻女性,哺乳期妇女也是其发病人群。此类乳癌发展迅速,可在短期内出现类似炎症的局部体征,病变乳房淋巴管内充满癌细胞从而影响淋巴回流,引起乳房皮肤的充血、发红,整个乳房可肿大变硬。但炎性乳癌无明显的硬结,也无全身感染的表现。

2. 判断炎症进展程度

一般全身症状明显时已为化脓期或脓肿形成期,通过临床典型体征、实验室检查、B超检查,以及包块穿刺抽液可明确诊断。

在诊断过程中,可能会遇到炎症临床表现不明确的情况。例如患者长期使用激素,体温及实验室检查通常无法体现局部的包块是否为脓肿以及炎症发展情况。此时详细询问病史,明确有无乳腺炎的易感因素,进行B超检查,并根据B超结果对包块进行穿刺明确包块性质,以决定下一步治疗方案。

● 急性乳腺炎如何治疗?

1. 非手术治疗

(1) 排空乳汁:处于炎症初期的患者应继续哺乳,但须注意乳头及婴儿口腔的清洁,这样可促进乳汁的排空,防止乳汁淤积。每次哺乳后应用吸乳器排空剩余的乳汁。

(2) 局部冷、热敷:早期的炎症可使用25%硫酸镁冷敷以减轻炎症造成的水肿,炎性肿块形成后用热敷,每日3~4次,每次15~20分钟,中药的外敷也可以加速炎症的吸收。

(3) 抗生素治疗:首选青霉素,剂量为每次80万单位肌内注射,每日2~3次。青霉素过敏的患者可选用第一、二代头孢菌素,对于有青霉素过敏的患者,应用前须行头孢皮试。大环内酯类药物,如克林霉素也可选用。

2. 手术治疗

脓肿形成后最佳的治疗方式为脓肿切开引流,使炎症尽快消散。

(1) 切开引流的时机：浅表的脓肿形成时可触及明显的波动感，表面张力，皮温高，有触痛。深部的脓肿形成时波动感常不明显，须在压痛最为明显的部位进行穿刺抽液明确诊断，B超检查可辅助诊断及定位，若B超提示脓肿形成及穿刺得脓液，则行切开引流。

(2) 切口的选择：乳房上方的脓肿应行放射状切口；乳晕下的脓肿行环乳晕切口；乳房下方的脓肿可行弧形切口。

(3) 引流须通畅：脓肿切开后，应以手指或血管钳探入，清除坏死物质并检查破坏脓肿腔的分隔，防止有死腔残留。以双氧水冲洗后，置入油纱条填充并塞紧脓腔。术后须勤换药，以免再度感染。

● 急性乳腺炎如何预防？

一是防止乳汁淤积，要求孕妇积极哺乳，每次哺乳后若有剩余乳汁可用吸乳器排空乳汁。二是注意乳头、乳晕以及婴儿口腔的清洁，要养成良好的喂奶习惯，不要让婴儿含乳而睡。哺乳前后清洗乳头，特别是发生乳头皲裂时。

浆细胞性乳腺炎

● 浆细胞性乳腺炎是怎样一种疾病？

浆细胞性乳腺炎是一种好发于非哺乳期，以导管扩张和浆细胞浸润为基础的慢性非细菌性炎症。发病率占乳房良性疾病的1.14%～5.36%，临床上极易与乳腺癌混淆。

目前认为，管周性乳腺炎是该疾病最初的特征，乳管扩张症是其病理阶段，浆细胞性乳腺炎是该疾病的后期表现。故浆细胞性乳腺炎可定义为：因乳管内分泌物阻塞乳管导致乳管扩张、乳管壁炎症并向周围组织蔓延伴有浆细胞浸润所致的非细菌性炎

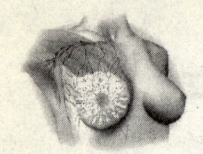

症反应。临床上可表现为乳房肿块、乳头溢液、乳头回缩、脓肿及瘘道形成。

目前认为该疾病为一种自身免疫疾病。可能的原因有：乳房外伤、内分泌失调、未哺乳、炎症、吸烟及乳房退行性改变引起的乳管阻塞。各种原因造成的乳管阻塞以及异常的激素水平为该疾病最大的致病因素。

● 浆细胞性乳腺炎的临床表现如何？

浆细胞性乳腺炎多发于40岁左右的非哺乳期妇女，根据病程，可将疾病分为3期。

（1）急性期：约2周，出现乳房肿块伴有触痛，肿块常位于乳晕深部。乳房局部肿胀、皮肤发红等急性炎症表现，但全身反应一般较轻，无明显发热。扩张的导管可使触诊时有条索感。肿块由炎症渗出以及纤维组织组成，一般较大，且质地偏硬，与周围组织粘连。乳头溢液常见，呈多管性溢液，颜色可为淡黄色浆液性或浑浊的黄色黏液，若继发细菌感染可为脓性溢液，血性溢液少见。

（2）亚急性期：约3周，此期急性炎症的局部表现逐渐消失，乳房肿块可缩小，质地更硬，并与皮肤产生粘连。此时可发生局部皮肤凹陷，乳头回缩或偏向，甚至出现橘皮症。

（3）慢性期：炎症反复发作后，乳房肿块缩小呈硬结状，可呈多发性，初期直径可仅为1 cm，以后硬结可逐渐增大，边界不清，表面不光滑，皮肤多受累，严重者可导致乳房变形。也可于腋下触及肿大淋巴结，该类肿大的淋巴结常质地偏软，压痛明显。炎症有时可产生皮下的小脓肿，切开引流后不易愈合，长久可形成瘘口或窦道。

● 浆细胞性乳腺炎如何诊断？

根据浆细胞性乳腺炎典型的病程：初期出现局部炎症表现；

中期肿块缩小,并出现皮肤受累体征;后期硬结变大,出现质软的淋巴结。结合影像学表现以及手术活检可明确诊断,诊断过程中须注意与乳腺癌相鉴别。

(1) 须注意的临床特点:30～40 岁的非哺乳期妇女出现局部炎症反应但无全身症状,抗生素治疗效果不佳。乳头溢液呈多管性黄色液体,少见血性。乳晕深部的单发或多发的肿块,质地偏硬,生长缓慢,随病程的进展肿块不增反缩小,反复发作,累及皮肤或乳头。

(2) 影像学检查

● 钼靶摄片:浆细胞性乳腺炎的肿块多位于乳晕后,肿块呈密度增高影,内部可含有条索状透亮影,部分患者肿块内有囊状透亮影,边缘光滑,考虑为导管扩张所致。有时肿块周围出现类似恶性肿瘤的"毛刺征"及钙化,但"毛刺"根部与尖部同宽,钙化为粗颗粒圆形钙化。这两点可与乳腺癌相鉴别。

● B超检查:可见乳晕后部的肿块呈内部不均匀低回声、无点状强回声、蟹足样改变等恶性肿瘤征象,导管呈囊状、串珠样扩张。

● 纤维乳管内镜检查:内镜直视下可见导管扩张,导管内炎性渗出及絮状沉淀物,两者均为炎症及激素紊乱刺激引起。

● 病理检查:结合临床特点及影像学检查将该疾病与乳腺癌相鉴别,但仍需病理学证据明确诊断,针吸细胞学检查可见炎性坏死物质,大量浆细胞、淋巴细胞及细胞残骸。术中快速冷冻切片病理检查为确诊并鉴别乳腺癌最为可靠的依据。

● 浆细胞性乳腺炎如何治疗?

浆细胞性乳腺炎主要依靠手术治疗。由于急性期可伴有细菌感染,此时应先行抗感染治疗,待感染控制、肿块缩小或皮肤肿胀消退后进行手术。根据疾病不同的表现,须选择不同的手术方式。

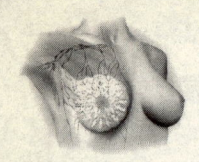

（1）当仅仅有乳管扩张，肿块尚未形成，合并乳头溢液，可根据溢液的乳管以亚甲蓝定位病变乳管，在术中从乳头根部切断病变乳管，连同部分乳腺组织行锥形切除。

（2）有肿块形成时，可将肿块连同周围部分正常组织一同切除。

（3）当脓肿形成，切开或自行破溃后形成难以自愈的窦道，须手术完整切除窦道及病变组织。

（4）若乳房肿块、硬结较大且较多，并与皮肤粘连或多处窦道形成，经久不愈，则可以考虑行单纯乳房切除术。

乳腺恶性肿瘤

乳 腺 癌

● 乳腺癌的发病情况如何？

  乳腺癌是女性最常见的恶性肿瘤之一，也是一种严重影响妇女身心健康甚至危及生命的恶性肿瘤。同时，乳腺癌不是女性的"专属疾病"。男子乳腺癌大约占整个乳腺癌发病的1%。乳腺癌大多发生于40～65岁或绝经期前后的妇女，尤其以45～49岁和60～64岁者发病率最高。

  据世界卫生组织国际癌症研究中心最近的估计，每年全球约有115万女性被确诊乳腺癌，占全球女性恶性肿瘤发病的22.7%；约有41万女性死于该病，占所有女性恶性肿瘤死亡的14.1%，占所有女性死亡的1.6%。不同地域和国家的乳腺癌发病率也存在着差异，北美和北欧是女性乳腺癌的高发区，南美和南欧一些国家为中等，而亚洲、拉丁美洲和非洲的大部分地区为低发区。

  乳腺癌的发病率在世界范围内呈明显上升趋势。随着亚洲国家生活水平的提高，亚洲妇女乳腺癌发病的增长趋势已明显高于欧美国家，成为上升幅度最大的地区之一。

  在我国，2005年乳腺癌作为中国女性发病第一位的恶性肿瘤，其发病率为20.13/10万，死亡率4.85/10万。近年来，全国乳腺癌发病率以3%的速度逐年递增，生活水平较高的华东地

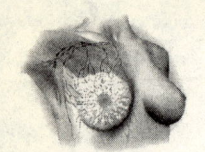

区,年递增率甚至远高于3‰,华东地区1997年的发病率为17/10万,而现在已达57/10万,并呈年轻化趋势。既往40～65岁是发病高峰年龄段,而现在30～40岁发病的人也很多,甚至30岁不到就罹患乳腺癌了,这在过去是很少见的。

  为什么乳腺癌发病率上升这么快？首先,民以食为天。西方人高蛋白、高脂肪饮食多。有研究表明,绝经后体重增加是乳腺癌的发病的危险因素。随着生活水平的提高,我们近年来高蛋白、高脂肪的荤菜也吃得多了,肥胖问题成为困扰我们的一大隐患,而我国乳腺癌的发病率也逐年向西方发达国家靠拢。其次,饮食中激素含量高,尤其是许多女性为保青春,不适当地服用含激素的美容保健品,促使乳腺癌发病率上升。还有一个原因就是如今许多女性为了求学、就业而结婚、生育过晚,或终身不生育以及生育后不采取母乳喂养,这类女性的乳腺癌发病率明显高于其他女性。除此之外,工作压力大、家庭不和睦、长期心情压抑、夫妻生活不和谐、人工流产多、吸烟喝酒多,也可能影响乳腺癌的发病率。当然,随着医疗水平的日益先进,B超、钼靶、磁共振对乳腺癌的诊断敏感程度得到了大大的提高,乳腺癌尤其是早期乳腺癌的检出率也有了很大的提升。值得庆幸的是,随着我国女性对乳腺癌的认识水平及重视程度的提高,越来越多的人认识到乳腺癌的早发现、早诊断、早治疗的重要性,加之对乳腺癌的防治教育和早期普查的开展,以及对乳腺癌综合治疗的推行,尽管近年来全世界大多数地区的乳腺癌发病率逐年增高,但是乳腺癌的死亡率却并未相应显著增高。

● **哪些妇女更容易患乳腺癌？**

  大部分读者可能都会有这样的疑问,既然乳腺癌的发病率在逐渐升高,那么哪些人属于乳腺癌的高危人群呢？换句话说就是哪些妇女比普通人更容易患乳腺癌呢？下面的几条可以用作参考:

（1）有乳腺癌家族史，若直系亲属中有一人以上患过乳腺癌，那么本人患乳腺癌的可能性较大；

（2）月经初潮年龄在12岁之前，或停经年龄在55岁之后的妇女；

（3）第一次妊娠年龄超过35岁的妇女，或未生育、产后未哺乳者；

（4）进食过多的动物脂肪，绝经后体重超重的妇女；

（5）长期应用雌激素及孕激素以控制更年期症状的妇女，在许多年后，乳腺癌发生的危险性增加；

（6）长期从事放射工作或曾频繁接受放射检查治疗者；

（7）患某些慢性乳腺疾病（如导管上皮不典型增生、乳头状瘤病等）的妇女；

（8）以前患过乳腺癌的患者。一侧乳腺癌患者，对侧乳房生癌的机会也比正常人高5～7倍。

● 乳腺癌是否很可怕？

乳腺癌治疗的成功率有多高呢？乳腺癌能根治吗？得了乳腺癌就是宣判死刑了吗？对于乳腺癌，您也许有过以上诸多疑问。其实乳腺癌的预后受许多因素的影响，如患者年龄、月经、生育、临床分期、治疗方式、病理组织类型、淋巴结转移、雌激素受体状况、癌细胞基因表达等，其中最为关键的就是乳腺癌的临床分期及乳腺癌的转移情况。肿瘤的发病过程是一个相对漫长的过程，早发现、早诊断、早治疗是提高癌症治愈率、降低死亡率的关键。对于局限性的乳腺癌，通过彻底的手术切除甚至就可以达到治愈的目的。一期乳腺癌约90％可以治愈；二、三期的患者5年生存率只有70％及40％；而四期乳腺癌患者的5年生存率只有16％。同样，有许多病理研究发现：有70％腋窝淋巴结阴性的患者能在初次完成综合治疗后无瘤生存超过10年。而腋窝淋巴结阳性的患者，尤其是数量超过4个，复发的可能性则会大大地增

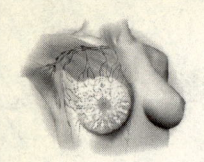

加。由此可见，乳腺癌并非都是不治之症，只要能够较早期发现并给予适当的治疗，许多的乳腺癌病例还是有相当大的治愈希望。

乳腺癌的治疗方法和措施较多，当前乳腺癌的治疗已经从以往单一的手术治疗模式，转向以手术治疗为主，放疗、化疗、内分泌治疗、靶向治疗，以及中医中药治疗等多学科相配合的综合治疗模式。

● 有哪些因素可以导致乳腺癌发生？

乳腺癌的确切病因至今尚不明了，但研究发现许多因素与乳腺癌的发生相关，这在流行病学上叫做危险因素。乳腺癌发病为多种危险因素在一定条件下共同作用的结果，任何单一因素均不能视为乳腺癌的发病原因。

(1) 年龄因素：对一般人群而言，乳腺癌的发病率与死亡率的危险性随年龄的增大而增加，70岁乳腺癌的危险性是40岁的3倍，70岁乳腺癌的年死亡率是40岁的5倍。50岁妇女随后10年诊断为乳腺癌的危险性是1/40；70岁的妇女是1/25；而90岁的妇女则为1/8。但因老年妇女随后死于其他原因逐步增加，因此65岁以后乳腺癌的死亡率上升不明显。

(2) 月经史：月经初潮年龄早是乳腺癌的重要危险因素，初潮年龄在12岁以前者比13岁以后者患乳腺癌的危险性可增加4倍以上。绝经年龄延迟也会增加乳腺癌的危险性。无论是初潮早还是绝经晚，实际上是妇女的月经史延长，有资料表明，40年以上月经史者比30年以下月经史者发生乳腺癌的概率增加1倍。

(3) 孕产史及哺乳史：初产年龄早可降低乳腺癌的危险性，而且足月妊娠是发挥保护作用的必须条件。有研究表明，初产年龄小于18岁，患乳腺癌的危险性约为初产年龄超过35岁的1/3。产次也是乳腺癌危险性的独立保护因素，产次在4次以上的乳腺癌发病率较低。哺乳时间长短是否为直接影响乳腺癌的因素，研究结果尚不一致。有学者认为,泌乳超过5年,可使乳腺癌的危险性降低30%;也有学者认为,哺乳月数多是产次多的间接表现,在考虑产次的作用后,哺乳的作用消失。

(4)乳腺疾病史:乳腺癌的危险性与某些乳腺良性疾病有关。"非增生性"的良性疾病,如乳腺炎、乳腺导管扩张、乳腺囊肿及乳腺纤维腺瘤等不会增加乳腺癌的发病率;而"增生性"病变会使乳腺癌的危险性增加,以伴有小叶或导管的不典型增生为甚。乳腺小叶原位癌系癌前病变,也是乳腺癌的一个高危因素。妇女在诊断小叶原位癌后乳腺癌的发病率每年约增加1%。患有一侧乳腺癌的妇女对侧乳腺癌的危险性增加3~4倍。

(5)遗传因素:有研究发现,一级亲属患乳腺癌的妇女发生乳腺癌的危险性较无家族史者高2~3倍,若有一级亲属绝经前或绝经后患双侧乳腺癌,自身患乳腺癌的相对危险性较前更高。5%~10%的乳腺癌是由某种遗传基因突变引起,p53、BRCA1及BRCA2基因突变与乳腺癌的发生有密切关系。

(6)内源性因素:乳腺癌是雌激素依赖性肿瘤,其发生发展与体内雌激素水平密切相关。研究发现,绝经后妇女中患乳腺癌者较健康女性体内总雌激素水平平均高15%~24%。甲状腺素水平也可能与乳腺癌危险性相关,甲状腺功能低下或有甲状腺疾病的乳腺癌患者预后不良,对病情稳定的乳腺癌患者施行甲状腺手术可能引起癌症突然播散。

(7)外源性因素:对于口服避孕药物,目前基本的研究结论是,口服避孕药对于整个人群来说不是乳腺癌的危险因素。对于绝经后激素替代治疗与乳腺癌的关系还存在争议。一般认为,长时间激素替代治疗(≥5年)及雌孕激素联合应用会使乳腺癌的危险性增加。

(8)电离辐射:乳腺是对电离辐射致癌活性较敏感的组织。年轻时为乳腺组织有丝分裂活动阶段,对电离辐射致癌效应最敏感,而且电离辐射的效应有累加性,多次小剂量暴露与一次大剂

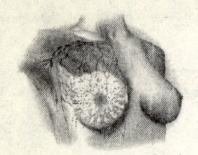

量暴露的危险程度相同。用以乳腺普查的放射线剂量很低,发生乳腺癌的危险性甚小。

(9) 不健康的饮食习惯:研究表明,高脂肪饮食者乳腺癌危险性增加。饮食中肉类、煎蛋、黄油、奶酪、谷物、甜食及动物脂肪等可增加乳腺癌危险性,减少乳腺癌危险性的食物有绿色蔬菜、水果、鲜鱼等。

● 乳腺癌好发于什么位置?

以乳头为中心,将乳房画一个"十"字,分为外上、内上、外下、内下象限和乳头乳晕区共5个区域。乳腺癌的好发部位是乳房外上象限,这是由于外上象限另有腋尾区,所含腺体较多的缘故。据有关资料统计,乳腺癌约有60%发生于外上象限;12%发生于乳晕下;12%发生于内上象限;10%发生于外下象限;6%发生于内下象限。肿块累及全乳,占满全乳房者较少。乳腺癌以单侧单发肿瘤居多,但单侧多发肿瘤或原发双侧乳腺癌临床也常有发生。从组织学上看,湿疹样癌(Paget's病)好发于乳晕和乳头部位;导管内乳头状瘤和腺癌,其肿块常位于乳晕区;硬癌、单纯癌和髓样癌,则常在乳腺的边缘部位。

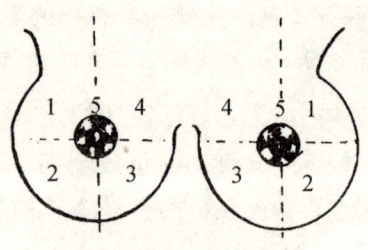

1. 外上象限(60%) 2. 外下象限(10%)
3. 内下象限(6%) 4. 内上象限(12%)
5. 乳头乳晕区(12%)

● 乳腺癌分哪些种类?

乳腺癌形态组织较为复杂,类型也很多,目前国内和国际的乳腺癌病理分类,在实际应用中仍没有统一。以下是目前最新的乳腺癌组织学分类。

1. 乳腺非浸润性癌(原位癌)

肿瘤最早阶段,病变局限于乳腺导管或腺泡内,未突破基膜时称非浸润癌。

(1) 导管原位癌(导管内癌)：癌细胞局限于导管内,未突破管壁基膜。多发生于中小导管,较大导管少见,一般为多中心散在性分布。导管内癌细胞可排列为具有4种特征性的图像：实质性、粉刺状、乳头状和筛状。肉眼可见癌组织切面呈颗粒状,质脆。手术彻底切除,预后良好。

(2) 小叶原位癌：发生于小叶内,癌细胞未突破末梢乳管或腺泡基膜。小叶增大,管泡增多,明显增粗,充满无极性的癌细胞。管泡腔及肌上皮细胞消失。既往有人认为它是一种癌前病变,目前已归为一种上皮内癌。多见于绝经前妇女,约占乳腺癌的1.5%。早期不浸润不转移,部分到绝经后还可自行消退。小叶原位癌虽然发展缓慢,预后良好,但是随着时间的推移,多数小的原位癌将进展为浸润癌。

(3) 导管内乳头状癌：多发生于大导管,少数亦可见于中小导管。有时可向分支导管蔓延,但无间质浸润。

2. 乳腺浸润性非特殊型癌

(1) 浸润性导管癌：乳腺导管内原位癌的癌细胞突破基膜,向间质内浸润蔓延,癌组织中导管内癌成分与浸润性癌成分可同时存在。

(2) 浸润性小叶癌：指结构与小叶原位癌相似的浸润性癌,通常由小叶原位癌发展而来。多发生在绝经后妇女。癌细胞常围绕腺管生长呈同心圆结构,构成靶样图像,是浸润性小叶癌的形态特征。

(3) 髓样癌：亦称不典型髓样癌。癌组织成分占2/3以上,间质成分少。癌细胞较大,形状大小不一,异型明显。癌巢中央常见片状坏死,癌细胞间只有少量纤维组织,可伴大量淋巴细胞浸润。

(4) 单纯癌：介于硬癌与髓样癌之间,即癌实质与纤维间质成分比例近似。癌细胞较髓样癌小,较硬癌大。根据光镜下癌周

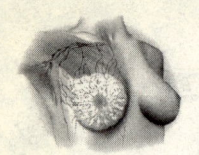

浸润程度，单纯癌又被分为局限型、弥漫浸润型和中间型。其中局限型预后较好，弥漫浸润型最差。

(5) 硬癌：实质少而间质多，间质可占肿瘤的 2/3 以上，因而瘤体较硬。癌细胞排列成片块或巢状。此类型癌侵袭性强，易于转移，恶性程度高。

(6) 腺癌：癌实质中腺管状结构占 50% 以上，其他成分占少量。癌细胞呈腺管样排列，层次多，极性紊乱，缺少基膜，在间质中呈浸润性生长，癌细胞亦可呈条索状排列。

(7) 大汗腺样癌：肿瘤组织中超过 90% 的癌细胞表现为大汗腺细胞的细胞学和免疫组化特征的癌诊断为大汗腺样癌，约占所有乳腺癌的 0.4%。癌细胞大，形成小巢、腺管或小乳头，实质、间质常明显分离，应排除其他型癌的大汗腺样变方能确诊。其预后与浸润性导管癌相似。

3. 乳腺浸润性特殊型癌

(1) 乳头状癌：是一种主要呈乳头结构的浸润性癌。发生于大乳管的上皮细胞，其浸润往往出现于乳头增生的基底部。多见于 50~60 岁妇女，肿块单发或多发，部分有乳头溢液，大多血性，溢液涂片可找到癌细胞。切面呈棕红色结节，质脆，结节内有粉红色腐肉样或乳头状组织。此癌生长缓慢，转移也较晚。

(2) 乳头湿疹样癌（Paget 病）：乳头或乳晕区表皮内散在或成巢、胞质淡染的癌细胞。早期癌细胞多位于基底层，而后可侵至表层。乳腺其他部位皮肤被癌细胞浸润者不在此列，湿疹样癌通常与导管癌或其他浸润性癌并存。

(3) 髓样癌伴大量淋巴细胞浸润：称为典型髓样癌。癌细胞多，间质少。癌细胞密集，常呈大片块状发布，偶见乳头状结构或弥漫分布，癌周边界清楚，间质纤维组织少，癌巢周围有厚层淋巴细胞浸润。瘤体可达巨大体积，切面灰白色，中心部常有坏死。预后好，常划入特殊型浸润癌内。

(4) 小管癌（高分化腺癌）：发生于导管或小导管上皮细胞，

大部分癌细胞排列成大小比较规则的单层腺管,散乱浸润于间质中,引起纤维组织反应。是恶性度较低的类型,预后良好。

(5) 腺样囊性癌:具有低度侵袭潜能,组织学特征与唾液腺同类肿瘤相同。由基底细胞样细胞形成大小、形状不一的片块或小巢,内有数目不等、大小较一致的圆形腔隙。腺样囊性癌恶性程度较低,预后良好。

(6) 黏液腺癌:癌实质中上皮黏液成分占半量以上,黏液绝大部分在细胞外,形成黏液湖,偶见于细胞内,呈印戒细胞。

(7) 鳞状细胞癌:本癌被认为是在乳腺导管上皮鳞状细胞化生基础上发生的。癌实质全部为典型的鳞状细胞癌,即可见细胞间桥和角化。若其他型癌发生部分鳞状上皮化生,则不在此列。

4. 罕见癌

(1) 分泌型癌:癌细胞排列成条索、腺样,有显著的分泌现象,癌细胞内和腺样腔隙中有耐淀粉酶PAS阳性物质。

(2) 富脂质癌(分泌脂质癌):癌细胞大,胞质透明或呈泡沫状,脂肪染色呈强阳性。

(3) 富糖原透明细胞癌。

(4) 印戒细胞癌。

(5) 伴嗜银细胞的乳腺癌。

(6) 伴化生的癌:乳腺癌组织中偶见各种化生性改变。

● 一侧乳腺癌手术后对侧还会生乳腺癌吗?

乳腺癌患者非常关注的问题之一是,一侧乳腺癌手术后对侧还会生乳腺癌吗。乳腺作为成对器官,两侧均会暴露于相同的致病因素之下,而且两侧乳腺之间又有淋巴交通。所以,两侧乳腺可能会同时或先后各自发生原发癌,称为双侧原发性乳腺癌;也可一侧患癌累及对侧,即对侧为转移性双侧乳腺癌。

临床上,区分双侧原发性乳腺癌和转移性双侧乳腺癌至关重要。因为如果把转移性乳腺癌当做原发性癌,予以不必要的处

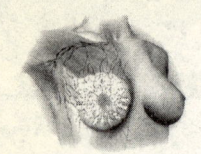

理,那将增加患者的痛苦;反之,如果把原发癌当做转移性癌,放弃积极的治疗亦会给患者造成巨大的不幸。一般来说,转移性癌常发生在近中线或近腋窝的脂肪组织中,发病时间距离首次患病时间比较短,两次肿瘤的组织病理学特征相似。而原发性癌大多数发生在乳腺实质中,两次患病的时间间隔也较长,两次肿瘤的组织病理学特征也有差异。

一侧乳腺癌的患者,对侧乳腺再发乳腺癌的危险性要比正常人高5~7倍。这主要与发病危险因素同时存在、宿主的易感性、家族遗传倾向、乳腺癌组织学类型与分期以及一侧乳腺癌的转移等因素有关。所以,一侧已患有乳腺癌的患者应该高度警惕对侧乳腺是否会有转移性癌或原发癌,及早发现对侧乳腺癌可以改善患者的预后。具体的应对措施有:① 每个月做对侧乳腺的自我检查,并做好检查记录;② 乳腺癌术后定期随诊检查;③ 发现乳腺肿块或X线摄片发现微小钙化灶等异常情况,可以视情况考虑乳腺组织活检。

● 乳腺癌主要转移途径有哪些?

乳腺癌的初期形式是原位癌,并且它可在原位癌的状态下保持数年,这个时候的乳腺癌通过手术是可以治愈的。但是,一旦肿瘤侵犯至基膜外成为浸润性癌,并进一步发生扩散或转移到其他重要脏器,那么治疗成功率就会显著下降,患者的生命会受到很大的威胁。

乳腺癌的转移与播散途径主要有:局部浸润、淋巴道转移、血行转移和种植播散等。下面我们来一一了解这些途径。

(1) 局部浸润:也叫直接蔓延,顾名思义,它指的是癌细胞自原发部位沿组织间隙、淋巴管、血管、神经束支蔓延并破坏邻近的组织或器官。这里的邻近组织和器官主要有皮肤、周围乳腺组织,胸肌及肋骨等。相应的,患者就会表现出皮肤的改变(破溃、糜烂、炎性表现等)、胸肌的侵犯和肿块的胸壁固定。

(2) 淋巴道转移：是乳腺癌的主要传播途径。在临床上，淋巴道的播散范围常常被作为判断预后的重要指标，同时它也是各种治疗方式选择的重要参考依据。根据乳腺的淋巴引流特点，大部分乳腺癌会首先转移到同侧的腋窝淋巴结，所以医师在查体时往往比较重视腋窝的触诊。另外，同侧的内乳淋巴结和锁骨上淋巴结也常常会发生乳腺癌转移。由于前胸壁淋巴管存在相互交通，所以对侧的腋窝淋巴结有时也可发现转移灶。

(3) 血行转移：是指脱落的癌细胞由血液带到患者的其他部位，在远隔器官生长出具有相同性质的肿瘤。血行转移是乳腺癌患者的主要死因，原因是癌细胞转移至重要脏器，影响了脏器功能，导致脏器功能衰竭进而威胁生命。易发生乳腺癌血行转移的脏器依次为肺及胸膜、肝脏、骨、脑。

(4) 种植播散：是癌细胞从原发部位脱落于创面或体腔后生长增殖形成的转移灶。这种转移可以自发形成，也可以在穿刺或手术时发生，但乳腺癌中这类情况发生较少。

乳腺癌的危险因素和预防

● 乳腺癌是否有家族倾向性？

许多妇女，特别是其家族中有乳腺癌患者的妇女，对乳腺癌是否有家族倾向性十分关注。近年来研究发现，有20%～25%的乳腺癌患者至少有一个亲属患有乳腺癌，称为家族性乳腺癌。

5%～10%的乳腺癌患者具有明确的遗传因子，称为遗传性乳腺癌。大部分遗传性乳腺癌是由两个被叫做 BRCA1 和 BRCA2 的基因突变引起的。正常情况下，这两个基因可以产生阻止细胞异常生长的蛋白质，从而防止癌症的发生。但是，如果父方或母方遗传下来的是发生了突变的基因，那么乳腺癌的患病危险性将大大增加。据研究，BRCA1 突变携带者一生患乳腺癌

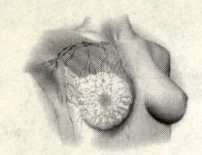

的危险可高达87％,患双侧乳腺癌的危险达65％。BRCA2突变也可以增加一生患乳腺癌的危险(45％～84％),但BRCA2突变较少见。现在,通过化验已经可以检测体内是否存在突变的BRCA1和BRCA2基因,从而便于我们决定是否提前采取一些预防性的措施。

另外,乳腺癌的家族倾向性还与环境因素有关。一个家族的生活环境或各种生活习惯都会影响到乳腺癌的发病。

- 雌激素与乳腺癌的关系如何？口服避孕药或使用激素替代治疗是否容易导致乳腺癌？

乳腺是多种内分泌激素的靶器官,其生长发育、生理功能的发挥以及发生病变都必然会受到激素的影响。雌激素是促进乳腺生长的重要激素,它可以促进乳腺导管的生长,并与其他内分泌激素协同促进乳腺发育。在乳腺癌的发生发展中雌激素同样起着至关重要的作用。一是雌激素可以刺激乳腺细胞不断增殖,从而增加了DNA复制过程中错误的机会而产生基因突变,最终导致癌的发生;二是雌激素在代谢过程中形成的带活性基团的代谢物造成DNA损伤而导致癌的发生。

雌激素必须通过雌激素受体才能对其靶器官发挥作用,这就像钥匙和锁的关系一样。研究发现,多数乳腺癌组织中有较高浓度的雌激素受体,所以,雌激素在乳腺癌演进过程中发挥作用也是要通过雌激素受体的。绝经前患者约60％雌激素受体阳性;绝经后患者约80％雌激素受体阳性。随着人们对雌激素受体研究的深入,针对雌激素受体阳性乳腺癌的治疗——内分泌治疗也日益成熟。另外,雌激素受体的检测在评价临床疗效、判断预后等方面也有重要意义。

自从口服避孕药在19世纪60年代首次使用以来,已有数百万女性使用。因为口服避孕药中含有与乳腺癌相关的性激素成分,所以口服避孕药是否增加乳腺癌的危险性这一问题一直受到人们的关注。目前研究结果显示,对于整个人群来说,口服避孕药不是乳腺癌的危险因素。但是,对于有良性乳腺病史,年龄在46～65岁或年龄小于20岁,或首次妊娠前使用避孕药的女性来说,乳腺癌的危险性可能会增加1～5倍。

激素替代治疗是指对存在雌激素缺乏的围绝经期或绝经后妇女,通过补充雌激素及孕激素以缓解其更年期症状的治疗方法。这一治疗不仅可以缓解女性更年期综合征的症状,同时还可以延缓骨质疏松症的发生,并对心血管有一定的保护作用。但这一外源性激素的摄入是否会增加乳腺癌的危险性同样引起了人们的重视。现在虽然对激素的替代治疗与乳腺癌的关系还存在争论,但多数研究结论倾向于激素替代治疗不会增加乳腺癌的危险性,只有长期使用或大剂量联合使用雌激素及孕激素,或年龄60岁以上使用者可能会增加乳腺癌的危险性。在此,建议广大女性在使用激素替代治疗之前充分听取乳腺专科医师的意见,完善各项检查,权衡利弊之后再做决定。

● 乳腺癌与饮食习惯有关系吗?

饮食习惯是否在乳腺癌的发病中起一定的作用?在这个问题上人们作出了许多假设,其中最有影响力的是高脂饮食会增加乳腺癌的危险性。之所以会提出这一假设是因为在一些脂肪摄入量较少的国家其乳腺癌发病率也较低。另外,一些动物实验也证明高脂饮食可以增加动物乳腺癌的发病率,但对于人类而言,高脂饮食是否增加乳腺癌的危险性至今尚无定论。因为受到活动量、脂肪结构以及遗传背景等因素的影响,高脂饮食与乳腺癌发病关系的研究存在一定的困难。

相比之下,饮酒与乳腺癌的发病关系更明朗一点,现在已有充足的证据表明,偶尔饮酒不会增加乳腺癌的危险性;中度饮酒也就是每日都少量饮酒会轻微增加乳腺癌的危险性;长期大量饮酒则使乳腺癌的危险性明显增加。许多人可能也听到过这样的

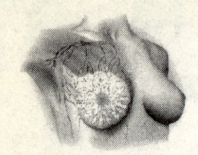

说法:适量饮酒可以预防心血管疾病。但毕竟减少心血管发病的有效方法有多种,以提高乳腺癌及其他疾病的危险性为代价来预防心血管疾病未免得不偿失。所以,建议有饮酒嗜好的女性限制乙醇(酒精)摄入量,选择适量饮酒。

有些食物对于预防乳腺癌是有一定作用的,如膳食纤维、某些微量元素、鲜鱼以及豆类食品等。曾有报道称,若在每天的饮食中增加 20 mg 膳食纤维,乳腺癌的危险性将下降 15%,其中水果和蔬菜的作用尤为明显。蔬菜的作用要比水果好,而蔬菜中又以绿色蔬菜的作用更好。维生素中维生素 A 和 β-胡萝卜素对乳腺癌的预防作用正日益得到证明。豆类产品对乳腺癌的保护作用正在受到人们的关注,因为在亚洲乳腺癌低发病国家(如日本和中国),其豆类产品的产量较高。豆类产品对于乳腺癌的保护作用可能与其中的植物雌激素含量较高有关。实验显示,植物雌激素可以通过多种机制对乳腺起到保护作用。

● 生活方式与乳腺癌的关系如何?

女性的生活方式在一定程度上也会影响到乳腺癌的发生。下面我们来看几个与生活方式有关的危险因素。

(1) 吸烟:尽管目前还没有证据证实,主动和被动吸烟与乳腺癌的发生有明显关系,但是这并不等于鼓励女性去吸烟。众所周知,烟草中含有大量致癌物质,其对肺癌等恶性肿瘤的发病影响重大,乳腺组织对致癌物质的敏感性较高,所以,吸烟对身体的负面影响同样应该受到广大女性的重视。

(2) 缺乏体育锻炼:年轻女性参加体育锻炼往往会使月经初潮推迟,而这可能会减小乳腺癌的危险性。同时体育锻炼会减少中老年女性的脂肪储存,而脂肪恰恰是绝经后女性体内雌激素的重要来源。因此,建议女性朋友每周至少运动 5 天,每天运动 30～45 分钟甚至更长。

(3) 未生育:调查发现,未生育妇女比生育过的妇女患乳腺癌的危险性大,且女性第一胎足月产的年龄越小,一生中患乳腺癌的概率越小,但这种差异直到40～45岁以后才较明显,而在患有乳腺癌的年轻女性中情况并非如此。另外,有研究显示,女性乳腺癌的发病率随产次的增加而降低。

(4) 未哺乳:哺乳无论对婴儿还是对母亲都是大有益处的。首先,哺乳可以增加母亲与婴儿之间的感情,对于母亲和孩子的心理健康都是有利的。其次,母乳中含有丰富的营养物质尤其是免疫球蛋白,对于婴儿的免疫力有很大帮助。最后,也是最重要的一点,哺乳可以预防乳腺癌的发生,有研究显示,所有经产妇女每增加12个月的母乳喂养时间,其乳腺癌累计发病率就会降低4%。美国儿科协会强烈建议婴儿出生后6个月内进行母乳喂养。

● 还有哪些乳腺癌的危险因素?

除了前面提到的几个重要危险因素外,还有一些乳腺癌的危险因素及人们关心的某些因素,在此简单介绍。

(1) 体重:女性体重增加尤其是绝经后体重增加会导致乳腺癌风险的增加,其中60岁左右的妇女最为明显。

(2) 月经因素:月经初潮年龄越小的女性患乳腺癌的概率就会越大。有报道称初潮年龄推迟1岁乳腺癌的危险减少20%。这种现象可能与初潮年龄小的女性体内激素平均水平较高,从而使乳腺较大程度地暴露于内源性激素环境有关。停经年龄也是影响乳腺癌的一个因素,停经每推迟1年,患乳腺癌的概率增加3%。另外,月经周期的长短对乳腺癌的风险也有一定的影响,研究发现,20～39岁期间月经周期短的女性发生乳腺癌的危险性较大,这可能与雌激素和孕激素平均水平较高有关。

(3) 药物因素:许多影响催乳素分泌的药物如抗高血压的利舍平和三环类抗抑郁药被认为可能增加乳腺癌的危险性,但尚需要更多证据证实。化疗药物在治疗肿瘤的同时,其自身也可致

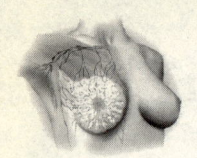

癌,如烷化剂可以诱导多种实体瘤,包括乳腺癌的发生。研究发现,阿司匹林等非甾体类消炎药有抑制人类大肠癌发生的作用,对降低乳腺癌危险性也有一定作用。

(4) 电离辐射：电离辐射的确可以增加乳腺癌的风险,且暴露于放射线的年龄越小危险性越大。日本广岛和长崎原子弹爆炸的幸存者乳腺癌发病率较高。接受放射治疗的产后乳腺炎女性乳腺癌发病率也会增加。有些女性担心乳腺 X 线钼靶检查会增加乳腺癌的发生率,这种危险性的确存在,但在所有乳腺癌患者中,由诊断放射导致的乳腺癌比例不足 1%。乳腺钼靶检查给我们提供了大量有用信息,从而便于乳腺癌的早期诊断和早期治疗,相比之下乳腺钼靶检查利远大于弊。

乳腺癌的诊断检查

● 有哪些方法可以早期诊断乳腺癌？

其实通过详细询问病史及临床检查后,大多数乳房疾病可以得出正确诊断。但乳腺组织在不同年龄及月经周期中可出现多种变化,因而应注意体格检查方法及检查时距月经期的时间。乳腺有明显的肿块时诊断一般不困难,但不能忽略一些早期乳腺癌的体征,如局部乳腺腺体增厚、乳头溢液、乳头糜烂、局部皮肤内陷等,以及对有高危因素的妇女,可应用一些辅助检查。

乳房的体格检查对于乳腺疾病的早期诊断是非常必要的,有经验的医师通过体格检查就能作出初步的诊断结果。乳房的体格检查主要通过视诊和触诊来检查乳房的形态、表面皮肤情况、乳头乳晕的情况、是否有乳房肿块、乳头溢液等情况,还要对区域淋巴结的状态进行检查。

视诊时,医师会观察患者双侧乳房的外观、大小及位置是否对称；乳房的皮肤色泽、有无水肿、皮疹、破溃、肿物突出、皮肤皱褶、浅静脉怒张以及橘皮样变等改变;乳头的位置是否凹陷、抬高、糜烂或脱屑以及有无溢液等情况和乳晕是否有颜色改变以及湿疹样变。

触诊在乳腺专科体格检查中有重要作用。医师可以通过触诊来发现肿块以及区域淋巴结的情况。由于乳腺癌常出现区域淋巴结的转移,因此,医师会注意对腋窝及锁骨上、下淋巴结的触诊。但应该注意的是,乳腺组织在月经来潮时常表现肿胀,因此最好在月经干净后进行检查。另外,哺乳前后乳腺组织的质地也会发生改变,未哺乳的乳腺质地较均匀;曾经哺乳的乳腺常可触及小结节状腺体组织。停经后乳腺组织萎缩,乳房可被脂肪组织代替,触诊时呈柔软、均质。

虽然临床体格检查很重要,但是体检有一定的漏诊率,即使是经验非常丰富的医师,对乳房肿块的诊断准确率也不是百分之百,因此需要其他的辅助检查方法,来帮助医师做出正确的诊断。

● 临床上常用的乳腺癌诊断检查有哪些?

1. 乳腺 X 线摄影检查

乳腺 X 线摄影检查俗称钼靶检查,它是目前唯一被公认为能显著降低乳腺癌患者死亡率的影像学方法,它能发现体检以及 B 超不能检出的乳腺癌。西方国家由于乳腺癌发病率较高,因此有些国家医疗保险中明确规定:女性 40 岁开始必须接受每年 1 次的乳腺 X 线摄影检查。而由于年轻妇女的乳腺正处于对射线敏感的时期,而且此时乳腺组织比较致密不易检出病灶,故一般认为 35 岁以下的女性不适宜行乳腺 X 线检查。

乳腺钼靶摄片的临床应用主要有以下几个方面:

(1) 乳腺癌手术治疗前的检查,了解除乳腺癌原发灶以外,是否同时还存在同侧或对侧乳房内的病灶。

(2) 乳腺病变的良、恶性鉴别。

(3) 临床体检发现患者有皮肤凹陷、乳头回缩、皮肤增厚、乳

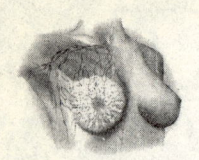

头溢液时,应做乳腺钼靶摄片,以便发现乳房内的病变。

(4) 高危人群的筛查。

(5) 一侧乳腺癌手术后患者对侧乳房的随访。

2. 乳腺彩色多普勒超声检查

由于彩色多普勒超声可显示乳房肿块及周围的血管情况,并根据病灶的形态、血流量与脉冲多普勒频谱分析结果,判断病灶的性质,对病变的囊、实性判断具有较好的鉴别能力,同时也能有效鉴别乳腺良、恶性病变,对乳腺病变检查的准确率达到 80% 以上,且超声检查是无损伤性的可以反复应用,在临床上易被广大患者所接受。

乳腺癌在彩色多普勒超声的主要表现为:肿块边界不整,无明显包膜回声,表面多呈不规则状,似蟹足样嵌于周围组织内;肿块边界回声粗糙,可有周边回声增强之"恶性晕";肿块多呈低回声或中等回声,当肿瘤有坏死液化时,肿瘤内可有液性暗区,浸润性导管癌可有导管扩张的征象;肿瘤后方回声呈衰减暗区;腋下或锁骨上淋巴结转移癌多呈圆形或椭圆形,回声较低;肿瘤内有钙化时常呈针尖样或粗颗粒样、散在、簇状或弥漫分布的强回声。但是需要指出的是,B 超不能代替钼靶,钼靶也不能完全取代 B 超,两者各有优劣,需在临床上联合使用,提高乳腺癌的检出率。

3. 乳腺磁共振成像

乳腺磁共振成像(MRI)检查是近年来发展最为迅速的影像学检查技术之一,它具有软组织分辨率高、多序列成像、多方位成像、双侧同时成像、无电离辐射等优点,其检出病灶的敏感性可接近 100%。随着基础科学及技术的发展,MRI 快速成像序列等新技术的临床应用,其特异性也得到了显著提高(可达 90%)。

在乳腺癌的检查方面,乳腺 MRI 检查对致密型乳腺内病灶的观察、乳腺癌保乳术后局部复发的观察、乳房假体后方乳腺组织内病灶的观察以及对多中心、多灶性病变的检出、对胸壁侵犯和区域淋巴结转移的显示要优于其他方法,这对乳腺癌的诊断有非常重要的价值。尤其是 MRI 能发现临床体检及其他检查方法无法发现的早期和小的恶性病灶（<2 mm）。据报道，MRI 能检出的最小乳腺癌可小至 1～3 mm；MRI 对检查携带 BRCA1 和 BRCA2 突变基因的女性患者有着比钼靶检查更高的敏感性。目前乳房 MRI 在临床上应用越来越多，显示出很好的诊断价值。

4. 纤维乳管内镜

由于乳腺癌是由乳管上皮发生的，直接观察、了解乳管上皮的性状对乳腺癌的诊断很有意义。纤维乳管内镜为了解乳管病变情况提供了解决方案。乳腺纤维乳管内镜是由光源、影像监视器、摄像记录器、光导纤维镜组成，其外径只有 0.6 mm，可直视乳管上皮的变化。通过乳管内镜将摄像头插入导管内，可以直接观察乳腺导管系统。

纤维乳管内镜的常见适应证是乳头溢液。乳腺导管内癌在纤维乳管内镜下可表现为：新生物呈不规则隆起，其周围管壁增粗、变硬；表面、基底或其周围管壁有自发性出血或陈旧性凝血块；有较粗的基底或蒂与管壁相连，外形半球形，区别于管内乳头状瘤的球形、长圆形或桑椹形等；肿瘤表面有多发性小结节状新生物，有的呈成簇乳头状或细小淡黄色水疱状。

5. PET/CT 检查

PET/CT 属于分子功能影像学诊断手段，既可显示病变的分子影像，又可显示其精细解剖结构影像。

PET/CT 对大于 1 mm 原发性乳腺癌诊断的灵敏性和特异性高，较准确地判定乳腺内多发病灶，同时对腋窝淋巴结转移的灵敏度、特异性和准确性高，术前用其评价腋窝淋巴结转移情况。

● 已经做了体格检查和影像学检查，为什么还要做病理检查？

这是因为单纯依靠体格检查和影像学检查并不能完全确诊所有乳腺癌，做一次或者多次的病理学检查对确诊是十分必要

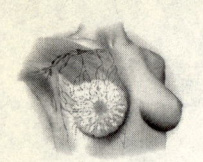

的。病理学作为肿瘤的诊断方法,是目前肿瘤诊断学中最为广泛应用和准确可靠的方法。

常用的方法有细针穿刺细胞学检查、活体组织学检查等。

细针穿刺细胞学检查是对临床诊断不明的乳腺肿块进行穿刺,然后用负压吸取肿块内细胞,将细胞涂于载玻片上,请细胞病理学家进行诊断。细针穿刺细胞学检查用于乳腺肿块的诊断在欧洲已有60多年的历史,近20~30年在美国也被广泛采用。细针穿刺具有简便易行、准确性高、创伤小、费用低、报告及时等特点,在临床上应用较广。但细针穿刺不能充分显示病变的组织结构,不能区分原位癌与浸润性癌,同时也无法准确给出ER、PR和HER2的状态,不能代替组织学诊断。

空芯针穿刺检查具有和细针穿刺细胞学检查一样的简便、安全、经济等优点,除此之外,空芯针穿刺最大的优点是可以获得组织学诊断,能鉴别是否属于原位癌或是浸润性癌,同时穿刺的标本可以准确进行ER、PR和HER2状态的检测,目前在临床上应用较多。

除了空芯针穿刺活检外,另外一个常用的乳腺癌诊断方法就是切取活检,通过手术将肿物完整切除送病理检查,获得肿块的良、恶性诊断。术中快速冷冻切片病理检查可以快速获得病理结果,应用于手术中乳腺疾病的诊断,为手术方案提供依据,但是存在一定的假阳性。术后石蜡病理检查是乳腺癌诊断的金标准,出具诊断的信息较多,对乳腺癌术后辅助治疗具有非常重要的价值。

● 发现乳房有肿块该怎么办?

我们知道正常的乳腺组织柔软、均匀,富有弹性,但有时我们也会摸到"乳房肿块",只不过这些"肿块"多为乳房内部的正常乳腺结节而已。那么有哪些乳房疾病可以产生乳房肿块呢?产生乳房肿块的疾病很多,常见的如乳腺小叶增生、乳腺纤维腺瘤、导管内乳头状瘤、脂肪瘤等良性疾病以及乳腺癌。

在良性乳腺疾病中,小叶增生是育龄妇女常见病,该病的发病高峰年龄为30～40岁。小叶增生的肿块一般伴有与月经周期相关的乳房胀痛,为一侧或双侧乳房单个或多个肿块,一般会随月经周期的改变而消退。乳腺纤维腺瘤是良性肿瘤中表现为肿块的最常见疾病,以年轻女性多见,发病的年龄高峰为20～25岁,40岁以上发病率低。肿块一般表现为实性、质韧、有完整的包膜,表面很光滑,触摸有一种滑动感,一般无皮肤粘连,亦不引起乳头回缩。

乳腺癌的肿块一般以单发的多见,边界模糊,表面不光滑,可有结节感;呈现圆形、椭圆形或不规则形;肿块质地较硬,但髓样癌可稍软,个别也可呈囊性。在肿块较小时,肿块可与周围组织一起活动,但随着肿瘤侵犯周围的筋膜和肌肉,肿块的活动度变差,到乳腺癌进一步进展侵及胸壁时,肿块则可完全固定。另外,也有少数特殊类型的乳腺癌呈膨胀性生长,表现为光滑、活动、边界清楚,与良性肿瘤不易区分,需引起注意。

乳房肿块作为乳腺疾病常见的临床表现,早期诊断和治疗更是非常重要,特别是针对乳腺癌患者。因为乳腺癌的预后与疾病分期密切相关,而在分期里面,肿块大小是非常重要的依据。因此,当女性发现乳房肿块后,应及时到医院就诊,而不是拖延或者讳疾忌医。

通过对乳房肿块的系统检查,判定乳房肿块的性质。如果属于良性肿块,则可以定期随访或行肿块切除。如果为乳腺癌,则需进行乳腺癌的相应综合治疗。

● 乳腺癌有哪些表现?

(1) **肿块**:乳房肿块是很多乳腺癌患者的首发症状,约有90%的患者是因为发现乳房肿块而就诊的并被诊断为乳腺癌的,而且大多数是在无意中(如洗澡、更衣时)发现的。相比乳腺小叶

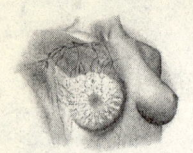

增生、乳腺纤维腺瘤等良性疾病的肿块,乳腺癌的肿块多表现为无痛性、单侧、单发并呈进行性增大,偶尔也表现为多发肿块。在形态上,一般为偏圆形、椭圆形或不规则形的肿块。如果以乳头为中心画"十"字,将乳房分为外上、外下、内上、内下和中央区5个象限的话,乳腺癌的肿块多位于外上象限。另外,肿块质地较硬、表面不规则、与周围组织分界不清楚、在乳房内不易被推动的肿块也提示是乳腺癌。当然,早期较小的肿块也可以不出现上述特点,同时也有少数患者因为肿块向周围浸润的程度较轻,呈现膨胀性生长,表面较光滑、活动度较好、边界较清时,较难与良性肿瘤相区分。例如,髓样癌和黏液腺癌,在病灶较小时往往呈膨胀性生长,与周围乳腺组织分界清楚,存在一个假性"包膜",体检时肿块活动度非常大,常被误认为良性肿块。

（2）**皮肤改变**：乳腺癌也可以引起乳房皮肤的多种变化,其中最常见的是"酒窝征"、"橘皮样变",以及皮肤浅静脉怒张。顾名思义,"酒窝征"就是乳房皮肤出现如同"酒窝"一样的变化。前面在讲正常乳房的时候,我们知道乳腺组织的表面及其深面包裹着一层既薄又白的包膜。它们通过许多短小的韧带使乳房组织悬挂在胸壁上,我们把这些韧带称为"乳房悬韧带（Cooper 韧带）"。当肿瘤侵犯到这些韧带时,就可以使这种韧带变短,牵拉乳房皮肤形成凹陷,出现所谓的"酒窝征"。同时,我们也知道乳房的皮肤下有很多淋巴管,随着乳腺癌的发展,癌细胞可以阻塞这些淋巴管,使得淋巴管内的回流受阻,就如同水管被堵塞一样,淋巴管内淋巴液积聚,使皮肤变厚,毛囊口扩大、深陷就形成我们日常见到的橘皮外观,因此被称作"橘皮样变"。此外,部分肿瘤生长较快,膨胀的瘤体使肿瘤表面皮肤变得菲薄,而皮肤下面较浅的静脉血管因回流受阻出现怒张。进一步发展可致局部皮肤破溃,若合并细菌感染时,常伴有恶臭,并容易出血。当癌细胞继续浸润,并侵至皮内生长时,可在病灶的周围皮肤形成散在的硬质结节,称为"皮肤卫星结节"。这些皮肤的改变,临床上往往提示乳腺癌,需要引起患者以及临床医师的重视。

(3) **乳头乳晕改变**:邻近乳头、乳晕或侵犯到乳头和乳晕下区的乳腺癌病灶常侵犯乳腺的纤维组织和导管系统而使其缩短,牵拉乳头,患者可出现乳头偏向、回缩甚至凹陷,双侧乳头出现不对称现象。这种改变可以出现在乳腺癌的早期阶段,也可以出现在晚期阶段,取决于肿瘤的生长部位。当肿瘤位于乳头下方或者靠近乳头处时,早期即可出现乳头的改变;但若肿瘤位于乳房的深部或者距离乳头较远的部位时,出现这些症状的时间通常较晚。另外,某些良性乳腺疾病累及乳头乳晕时,也可使乳头回缩凹陷。

乳头湿疹样乳腺癌(Paget病)作为一种特殊类型的乳腺癌,常表现为乳头瘙痒、烧灼感,随着病情的发展,可出现乳头和乳晕的皮肤变粗糙、糜烂如湿疹样,进而形成溃疡,有时覆盖黄褐色鳞屑样痂皮。患者很容易误认为是湿疹,而延误治疗。

(4) **乳头溢液**:乳头溢液是乳腺疾病常见的症状之一,大约10%的妇女在常规健康检查时可以发现有乳头溢液。出现乳头溢液的原因很多,有生理性的也有病理性的。如妊娠中晚期,有些孕妇可以从双乳挤出少量清淡的初乳或血性溢液;女性进入更年期后,由于内分泌紊乱部分女性会分泌少量乳汁。另外,乳头溢液的性状也有不同,可有乳汁样溢液、脓性溢液、淡黄色溢液、血性溢液等。首发症状为乳头溢液的患者,属于乳腺癌的比例大约为5%,且多见于导管内癌、乳头状癌等。乳腺癌患者的乳头溢液性质可呈血性、浆液性或水样,但以血性溢液多见;但并非出现血性溢液就一定是乳腺癌。另外需要注意的是,如果血性溢液发生在绝经后的妇女,或伴有乳晕旁质硬的肿块,则需警惕乳腺癌的可能。

对于乳头溢液患者,伴发下列因素有可能提示是乳腺癌,需要进一步检查:年龄40岁以上,特别是59岁以上;血性乳头溢液;单侧或单一导管溢液;患者有症状或可触及肿块。

乳腺恶性肿瘤

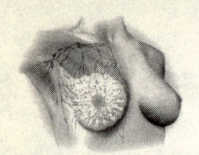

(5) **腋窝淋巴结肿大**：乳腺大部分的淋巴回流至腋窝淋巴结，乳腺癌沿淋巴管转移可以引起腋窝淋巴结肿大。腋窝淋巴结肿大作为乳腺癌的首发症状少见，一般表现为同侧腋窝淋巴结的肿大，最初是无痛、质硬的肿块，数目较少，可被推动；随着疾病的进展，肿大的淋巴结数目可增多并相互融合成团，并与皮肤或腋窝深部组织粘连而固定，不易被推动。但在乳腺癌诊断之前，我们需排除淋巴瘤、局部脂肪肉瘤等原发恶性肿瘤以及上肢、肩背、胸部、甲状腺、消化系统等其他部位恶性肿瘤转移所致。因此，对于原因不明的腋窝淋巴结肿大患者，需要及时就诊，接受必要的系统检查，明确具体疾病的性质，进行有效的治疗。

(6) **晚期乳腺癌的表现**：晚期乳腺癌可发生对侧腋窝，对侧锁骨上、下以及纵隔淋巴结的转移，也可发生肺、肝、骨、脑等器官的转移。乳腺癌发生肺转移时，可出现胸痛、胸腔积液、干咳、痰中带血、呼吸困难、声音嘶哑等症状；骨盆、肋骨、椎骨、股骨是乳腺癌最常见的骨转移部位，发生骨转移时早期多无明显症状，有时仅表现为轻微的疼痛，晚期可产生剧烈疼痛、病理性骨折等症状。晚期乳腺癌出现疼痛症状，常常提示肿瘤直接侵犯神经所致。

● 乳腺癌临床如何分期？

乳腺癌分期是描述肿瘤发展的一种常用方法，它能帮助医师来判断疾病的预后，选择合适的治疗方案。在接受手术之前，乳腺癌患者问得最多的问题是"医生，我的疾病是几期啊？"；在完成手术，拿到病理报告后，患者又会问"医生，我的疾病是几期啊？淋巴结有没有转移啊？"患者与医师进行交谈时，医师会告诉患者乳腺癌的TNM分期，是哪期的乳腺癌，那么这些字母和数字到底蕴含哪些信息呢？

首先我们先要弄清这几个字母的含义：

T：代表原发肿瘤的范围；

N:代表区域淋巴结的转移情况及其程度;

M:代表有无远处转移。

进行 TNM 分期时,需按照下述原则:

(1) 所有病例需经病理学确诊为乳腺癌,方可进行分期。

(2) TNM 分期系统包含 4 种类型:① 临床 TNM 分期,简称 cTNM,在治疗开始前,依据体格检查、影像学检查等辅助检查进行的临床分期;② 病理 TNM 分期,简称 pTNM,主要依据手术后的病理检查结果,对疾病进行的病理分期。需要指出的是进行区域淋巴结的病理分期时,需切除足够的淋巴结,以评定其最高的淋巴结级别;③ 再次治疗 TNM 分期;④ 尸解 TNM 分期。

(3) 对 cT、N、M 与 pT、N、M 进行分级后,需行归类分期。临床分期是选择、评估治疗方案的基础,而病理分期有助于提供精确的预后信息。因此,cTNM 和 pTNM 均应记录在病历中。病理分期不可替代临床分期。

1. T、N、M 代表的具体含义

T——原发肿瘤

T_X 原发肿瘤无法评估

T_0 乳腺内未出现原发肿瘤

T_{is} 原位癌

  T_{is}(DCIS)——导管原位癌

  T_{is}(LCIS)——小叶原位癌

  T_{is}(Paget)——乳头 Paget 病,不伴有肿块(伴有肿块时,按肿瘤大小分期)

T_1 肿瘤最大直径$\leqslant$2 cm

  T_{1mic} 微小浸润性癌,最大直径$\leqslant$0.1 cm

  T_{1a} 肿瘤最大直径$>$0.1 cm,$\leqslant$0.5 cm

  T_{1b} 肿瘤最大直径$>$0.5 cm,$\leqslant$1.0 cm

  T_{1c} 肿瘤最大直径$>$1.0 cm,$\leqslant$2.0 cm

T_2 肿瘤最大直径$>$2.0 cm,$\leqslant$5.0 cm

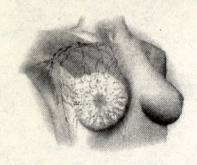

T_3 肿瘤最大直径≥5.0 cm

T_4 任何大小的肿瘤直接侵犯胸壁或皮肤(胸壁包括肋骨、肋间肌、前锯肌,但不包括胸肌)

  T_{4a} 侵犯胸壁

  T_{4b} 乳房皮肤水肿(包括橘皮样变)、破溃或限于同侧皮肤的卫星结节

  T_{4c} 上述两者同时存在

  T_{4d} 炎性乳腺癌

N——区域淋巴结

N_x 区域淋巴结无法评估(已切除)

N_0 无区域淋巴结转移

N_1 同侧腋窝淋巴结转移,可活动

N_2 同侧腋窝淋巴结转移,互相融合或与其他组织固定,或临床明显内乳淋巴结转移而无临床证据表明同侧腋窝淋巴结转移

  N_{2a} 同侧腋窝淋巴结转移,互相融合或与其他组织固定

  N_{2b} 仅有临床证据*显示内乳淋巴结转移,而无临床证据表明同侧腋窝淋巴结转移

*临床证据的定义为:影像学检查(除外淋巴结显像)或体检发现,或大体病理标本即可见的异常。

N_3 同侧锁骨下淋巴结转移伴腋窝淋巴结转移;或有临床证据显示同侧内乳淋巴结转移;或同侧锁骨上淋巴结转移,伴或不伴腋窝或内乳淋巴结转移

  N_{3a} 同侧锁骨下淋巴结转移

  N_{3b} 同侧内乳淋巴结及腋窝淋巴结转移

  N_{3c} 同侧锁骨上淋巴结转移

M——远处转移

M_x 远处转移无法评估

M_0 无远处转移

M_1　有远处转移

2. 根据 cT、N、M 的分级来进行乳腺癌的临床分期

分　期	T	N	M
0 期	T_{is}	N_0	M_0
Ⅰ 期	T_1	N_0	M_0
ⅡA 期	T_0	N_1	M_0
	T_1	N_1	M_0
ⅡB 期	T_2	N_0	M_0
	T_2	N_1	M_0
	T_3	N_0	M_0
ⅢA 期	T_0	N_2	M_0
	T_1	N_2	M_0
	T_2	N_2	M_0
	T_3	N_1	M_0
	T_3	N_2	M_0
ⅢB 期	T_4	N_0	M_0
	T_4	N_1	M_0
	T_4	N_2	M_0
ⅢC 期	任何 T	N_3	M_0
Ⅳ 期	任何 T	任何 N	M_1

● 了解乳腺癌分期的信息对乳腺癌患者有何意义？

1. 临床分期与预后的关系

乳腺癌原发肿瘤的范围、区域性淋巴结转移的情况以及有否远处转移对其预后有直接影响。乳腺癌患者的生存率与肿块的大小相关：肿块越大，生存率越低。肿块不超过 2.0 cm 的乳腺癌患者 5 年生存率为 94%；肿块为 2.1～5.0 cm 的患者 5 年生存率为 80%；而肿块大于 5.0 cm 患者的生存率降到了 66%。淋巴结的转移与否以及转移的数目也是乳腺癌预后的重要指标之一。

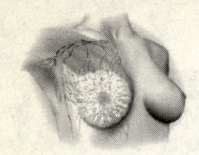

腋淋巴结无转移的患者10年无病生存率达80%以上,而腋淋巴结发生转移的患者则显著降低;此外,乳腺癌的无病生存率随着淋巴结转移数目的增多而降低。

2. 临床分期与治疗的关系

乳腺癌患者的临床分期与治疗方式的选择有直接的关系。

对于Ⅰ～Ⅱ期的早期乳腺癌患者,我们可选择保乳手术、改良根治术、前哨淋巴结活检等术式;对于Ⅲ期的乳腺癌患者,我们目前提倡在术前进行新辅助治疗,包括新辅助内分泌、化疗以及靶向治疗,再进行手术,术后辅以放疗或内分泌治疗;对于临床淋巴结阴性的患者可进行前哨淋巴结活检,但是如果术前临床检查提示有淋巴结转移,则不宜做前哨淋巴结活检。对于Ⅳ期的乳腺癌患者,一般先不考虑手术治疗,根据肿瘤生物学行为的不同,先选择化疗、内分泌或靶向治疗,对于部分反应较好的患者,可选择进行手术治疗。

● 乳腺癌常见病理类型有哪些?

很多时候患者知道自己得了乳腺癌,但是具体是哪种病理类型,或者这种类型对治疗以及预后是否有影响,则很茫然。

乳腺癌的病理类型往往分为以下几种:

(1) 非浸润性癌:所谓非浸润性癌,指癌细胞局限于乳腺导管或腺泡内,未突破基膜。最常见的有导管内癌和小叶原位癌。

(2) 浸润性癌:所谓浸润性癌,指癌细胞突破乳腺导管或腺泡基膜,侵及周围组织和腺体。主要有两种:浸润性导管癌与浸润性小叶癌。

浸润性导管癌是最常见的乳腺癌类型,占乳腺癌总数的80%。大多数患者看到浸润性导管癌,都会问"是不是发生转移了?是不是特别严重啊?"其实不然,浸润性导管癌的定义是癌细胞突破乳腺导管,相对于导管内癌而言,不是说其发生转移了。

3%～5%的浸润性乳腺癌属于浸润性小叶癌,癌细胞可突破腺泡和末梢乳管。如果疾病继续进展,可通过淋巴及血液转移到区域淋巴结或身体的其他部位。肉眼观察肿瘤形态不规则,边界不清。镜下癌细胞常呈单行线状或围绕导管呈同心圆结构,形成靶样图像,是浸润性小叶癌的形态特征。

● **还有哪些特殊类型乳腺癌?**

(1) **乳房 Paget 病:** 又名湿疹样癌,也属于非浸润性癌,临床表现为乳头及乳晕皮肤湿疹样病变,局部皮肤发红、轻度糜烂和浆液渗出,皮肤增厚变硬,边界清楚。多数患者感觉局部瘙痒或灼痛。镜下的病理形态特征是乳头和乳晕表皮有体积较大的 Paget 细胞。单纯 Paget 病发展较慢,尤其是不伴乳房肿块和淋巴结无转移者,预后较好。但临床上单纯的 Paget 病极少,往往与导管内癌或其他浸润性癌伴存,此时患者的预后取决于其他癌的病理类型和淋巴结的转移情况。

(2) **髓样癌:** 有1%～7%的乳腺癌为此类型。癌肿块的体积较大,常位于乳腺组织的深部,质地较软,边缘整齐,与周围组织分界清楚。肿瘤切面呈灰白色,常见出血、坏死。镜下可见癌细胞较大,胞质丰富,细胞核呈空泡状,核仁明显,分裂象多见。癌细胞密集排列,呈片块状分布。预后好于浸润性导管癌及浸润性小叶癌。

(3) **乳头状癌:** 占所有乳腺癌的1%～6%。肿瘤体积较大,边界清楚,呈不规则形,切面呈半透明胶冻状。镜下可见癌细胞呈膨胀性生长,胞质呈双染性,胞核中度异型。本病的发病年龄较大,肿瘤生长缓慢,远处转移发生较迟,预后较好。

● **乳腺导管内癌如果不及时治疗是否会发展成浸润性癌?**

乳腺导管内癌是癌细胞局限于导管内,未突破管壁基膜。导管内癌根据其具体的形态,可以分为粉刺型、筛状型和乳头状型,其中粉刺型侵袭性较强,容易发展为浸润性癌,预后较其他两型

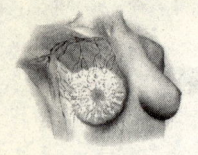

差,局部切除后较易复发。

研究发现,导管内癌和浸润性癌的分子结构类型是相同的,提示导管内癌有发展为浸润性癌的可能。有些患者的活检结果虽然一开始是导管内癌,不进行手术治疗,在以后10年甚至更久的随访中,这些患者最后发展成为浸润性癌的比例可以高达50%甚至更高。

● 小叶原位癌是否会发展成浸润性癌?

小叶原位癌发生于小叶内,癌细胞未突破末梢乳管或腺泡基膜。这种病变不易察觉,在钼靶片上阳性率较低,较多患者是在做活检时偶然发现的。镜下可见腺泡和小叶导管内充满癌细胞,细胞小而圆,核深染,无核仁,胞质较少;ER(雌激素受体)、PR(孕激素受体)大多表现为阳性。小叶原位癌属于癌前期病变,可显著提高患浸润性乳腺癌的概率。目前,对于小叶原位癌,可以选择的方法有手术、药物预防治疗和密切随访,对于选择随访的患者,需要告知患者患浸润性乳腺癌的风险,同时要求患者每年做1次钼靶,并定期接受乳腺专科体检。

● 乳腺癌病理分型与治疗的关系如何?

很多患者会问,我患了乳腺癌后为什么术后要行放疗、化疗和内分泌治疗,而与我同室的患者只需内分泌治疗就够了?都是乳腺癌患者,为什么治疗有这么大的差别啊?

首先需要明白的是,乳腺癌并不是单一的疾病,它根据病理类型以及分子指标的不同,可以分为许多种类。从病理类型角度来说,乳腺癌可以分为导管癌、小叶癌、髓样癌等;按照其是否发生浸润,则可分为非浸润性乳腺癌(即原位癌,例如导管内原位癌、小叶原位癌、Paget病)和浸润性乳腺癌。非浸润性乳腺癌,指的是乳腺癌细胞局限于乳腺导管或小叶,未突破基膜的肿瘤;而浸润性乳腺癌,指的是肿瘤突破导管或小叶的基膜。两者在预后、分子生物学指标的表达、淋巴结的转移情况以及对治疗的反应性也不尽相同,因此,针对不同病理类型的乳腺癌,需采取不同的治疗措施。最后,随着基因芯片以及分子生物学的发展,我们在之前病理分型的基础上,又可以将乳腺癌分为不同的分子分型,如 Luminal A 型、Luminal B 型、三阴型、HER2 阳性型乳腺癌,并施以不同的临床治疗。

● 非浸润性乳腺癌如何治疗?

非浸润性癌可分为导管内原位癌、小叶原位癌以及特殊类型乳腺癌(Paget 病)。

(1) 乳腺导管内原位癌,如病灶较局限,可行肿块扩大切除术,术后辅以放射治疗;但对于部分表现为多中心病变的导管内癌患者,可选择全乳切除术,术后也无需辅助放疗。另外,由于导管内癌较少引起腋窝淋巴结的转移,目前不主张对导管内癌患者行腋窝淋巴结清扫术,对于前哨淋巴结活检的价值,目前正在研究中。所有导管内癌的患者无需化疗,对于激素受体阳性的患者,术后可考虑行辅助内分泌治疗。

(2) 小叶原位癌较多表现为多中心的病变,发展成为浸润性癌的概率较低,而且即使发展为浸润性癌也多为预后较好的病理类型,因而此类患者手术治疗并非必需,可行密切随访观察。随访包括每 6~12 个月进行 1 次体格检查,连续 5 年,以后每年做 1 次体格检查,同时建议每年行 1 次钼靶检查。对于有明确乳腺癌家族史以及患者担心其疾病的患者,可考虑行乳房切除术和术后乳房重建。

● 浸润性乳腺癌如何治疗?

乳腺浸润性癌原先以根治术为主,而现在越来越多的患者接受保乳加放疗的治疗模式,其预后与根治术相似,并可以减少根治术引起的相关并发症,同时保留乳房的外形,对患者的身心创

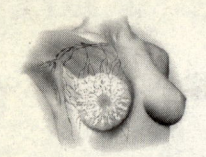

伤影响较小。在腋窝淋巴结处理方面,对于临床阴性的患者,目前越来越多地应用前哨淋巴结活检代替腋窝淋巴结清扫。研究显示,早期乳腺癌术后辅助化疗含蒽环类药物的方案对比CMF方案环磷酰胺+甲氨蝶呤+氟尿嘧啶可显著提高疗效,同时,常规剂量的蒽环类药物并不增加心脏毒性;在蒽环类药物治疗的基础上,联合紫杉类药物可进一步提高辅助化疗的疗效,但是,具体化疗方案的选择还需考虑其他的临床病理因素以及患者的意愿。在内分泌治疗方面,对于绝经后激素受体阳性的乳腺癌患者,可选用第三代芳香化酶抑制剂或他莫昔芬治疗;绝经前患者可选他莫昔芬单用或联合卵巢功能抑制。

局部晚期乳腺癌包括T_3N_0、全部Ⅲ期乳腺癌,包括炎性乳腺癌。对于局部晚期乳腺癌患者,一般提倡需进行新辅助治疗,在新辅助化疗方面,一般主张采用蒽环类药物联合紫杉类药物;而对于激素受体阳性绝经后患者,也可考虑采用新辅助内分泌治疗;对HER2阳性的患者,在化疗的基本上,可联合应用曲妥珠单抗治疗。晚期乳腺癌指已出现远处转移的乳腺癌,对于该期乳腺癌治疗的目标是改善患者的症状,控制疾病,改善患者的生活质量。

近年来,随着对乳腺癌的研究发展,发现临床上具有相同病理特征的患者对治疗的反应性和预后不尽相同,提示乳腺癌的分子特征决定其生物学行为。随着基因芯片的发展和应用,可以将乳腺癌分为不同的亚型:如腔内细胞A型(Luminal A)、腔内细胞B型(Luminal B)、基底样型(Basal-like)、HER2阳性(HER2+/ER-)和正常乳腺样型(normal breast-like)。Luminal A型是临床最常见的乳腺癌亚型,表现为:ER阳性、PR阳性、HER2阴性、Ki67低表达,该型乳腺癌对内分泌治疗较敏感,而对化疗相对不敏感,预后较好。Luminal B型多见于高龄乳腺癌患者,表现为ER阳性和(或)PR阳性,有时HER2阳性,Ki67高表达,该型乳腺癌对化疗相对Luminal A型敏感。对于三阴型和HER2

阳性型,由于其预后相对 Luminal 型乳腺癌差,临床上大多数患者需接受化疗;而对于 HER2 阳性型乳腺癌,则可在化疗的基础上,联合或序贯曲妥珠单抗治疗。

乳腺癌的手术治疗

● 乳腺癌手术治疗的重要性如何?有哪些手术方式?

手术是唯一可能治愈乳腺癌的方法,所以对于早期乳腺癌,手术切除肿瘤是首选的治疗方式。乳腺癌的手术方法经历了长期的演变,过去人们认为手术做得越大,切除得越完全,效果就越好。但是近年来这种观点有所改变,主张在保证肿瘤完全切除的基础上尽可能减少手术创伤。乳腺癌的手术治疗已从根治术时代,改良根治时代,进入了保留乳房时代。这种发展趋势既保证了生存机会,又改善了生活质量;既重视了疾病的控制,又凸显了以人为本的理念。因此这一转变也是医学模式转变的体现。

乳腺癌根治性手术可分为:乳腺癌根治术、乳腺癌扩大根治术、乳腺癌改良根治术、单纯乳房切除术和乳腺癌保乳术。目前常用的乳腺癌手术方法是乳腺癌根治术、乳腺癌改良根治术以及乳腺癌保乳术。

(1) **乳腺癌根治术**:手术原则:① 原发灶及区域淋巴结应作整块切除;② 切除全部乳腺及胸大、小肌;③ 腋窝淋巴结全面清扫。乳腺癌根治术后 5 年生存率为 79.5%～85.5%,5 年治愈率约为 74%。

(2) **乳腺癌扩大根治术**:乳癌扩大根治术是在乳腺癌根治术的同时,切除胸骨旁(即乳内血管旁)的淋巴结。对于Ⅱ期、Ⅲ期乳腺癌采用扩大根治术可能较根治术好。这种手术方式适应于原发灶位于乳腺的中央区或内侧区的患者,尤其临床检查腋窝淋巴结已有转移的患者。手术方式有胸膜内式及胸膜外式,前者创

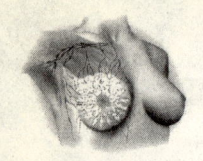

伤大,并发症多,因而多用后者。

(3) **乳腺癌改良根治术**:乳腺癌改良根治术是在根治术的基础上保留胸大肌或同时保留胸小肌。对于腋窝淋巴结的扩清与一般根治术没有差别。患者术后是否需要辅助治疗也与一般根治术相似,需要根据肿瘤病理分期、肿瘤细胞的分化程度以及激素受体的测定结果等多种因素而定。目前,改良根治术主要用于临床Ⅰ、Ⅱ期及部分Ⅲ期乳腺癌,换而言之,对于可手术的乳腺癌患者,如果肿瘤没有明显侵犯胸肌或内乳淋巴结,均可以采用改良根治术治疗。根据切除的范围,乳腺癌改良根治术又分成保留胸大肌,切除胸小肌的Patey-dyson手术以及保留胸大肌、胸小肌的Auchincloss手术。手术具体方法和程序除尽量保留胸大肌、胸小肌和相应神经外,其余步骤与根治术相同。相对传统的根治术来说,它既减少了对机体的破坏,保留了胸大肌,使患侧上肢的功能得到充分的保留,同时亦便于以后Ⅱ期整形手术的开展。早期乳腺癌改良根治术后5年和10年的生存率均可达到90%以上,无论是术后生存率还是复发率,乳腺癌改良根治术与乳腺癌根治术并无明显差异。

(4) **单纯乳房切除术**:单纯乳房切除术作为一种古老术式曾经被乳腺癌根治术所取代。近年来,随着乳腺癌生物学的研究日益深入,单纯乳房切除术又重新被重视起来。单纯乳房切除术的手术范围仅仅包括整个乳腺组织以及胸大肌筋膜。它主要适用于乳腺原位癌患者,或是因年迈、体弱多病,及伴有心肺、肝肾功能严重损害而不能耐受根治及改良根治术的早期乳腺癌患者。对于晚期患者,也可通过此术式进行姑息性治疗。

(5) **乳腺癌保乳术**:乳腺癌保乳术仅切除肿瘤及周围部分正常乳腺组织,同时进行腋窝淋巴脂肪组织清扫。实行乳腺癌保乳术最大的优点就在于基本保持了乳房的原有外形。世界范围内近万例的随机对照临床试验证实,保乳手术及术后放疗与传统根治术或改良根治术相比,其复发率及生存率并无统计学差异。

● 哪些患者适合保乳手术,哪些患者不适合保乳手术?

保乳手术确实是为了外观美,这种对美的追求如同我们每个人都不希望自己有疾患一样,完全是正常心态的反映。然而通过保留乳房追求美是否合理主要取决于保留乳房的同时是否也能保证乳腺癌的局部控制效果,尤其是能否保证获得与乳房切除相同的生存机会。

临床实践证明,对于早期乳腺癌,行根治手术与行保乳手术加放疗相比,5年、10年术后复发率及生存率基本相似,没有统计学差别。但相对于大刀阔斧的破坏性治疗,保乳手术更能帮助患者重建自信,提高生活质量。

什么样的乳腺癌适合保乳手术呢?保乳手术往往适合病期较早的乳腺癌,一般是肿瘤≤3 cm的孤立病灶。若触摸不到肿块,仅为孤立成簇的微小钙化灶,经"X线立体定位"切除活检证实为乳腺癌,也可行保乳手术。一般肿瘤边缘距乳晕边缘≥2 cm,这样保乳后乳腺的外形所受的影响较小。适中的乳房和肿瘤体积比例也在考虑范围之列。乳房过小,保乳手术后乳房外形可能并不理想;乳房过大,放疗后皮肤纤维化会导致胸部两侧明显不对称。除此之外,保乳手术后均推荐患者接受放疗以加强局部疾病控制,因此有放疗禁忌证的患者不适合保乳手术。

保乳治疗的绝对禁忌证包括:有过乳腺或胸壁放疗史者;妊娠且需要在妊娠期放疗者;乳腺X线显示弥漫的可疑恶性的微小钙化者;多中心病灶不能通过单一切口进行局部切除者和手术切缘持续阳性者。

保乳治疗的相对禁忌证包括:累及皮肤的活动性结缔组织疾病;肿块>5 cm者;局部病理切缘阳性;已知存在BRCA1/2基因突变的绝经前妇女以及小于35岁的女性。对于年龄大于70岁、淋巴结阴性、ER阳性的乳腺癌患者施行保乳手术,如果病理学检查切缘阴性,术后口服他莫昔芬或芳香化酶抑制剂,可以考

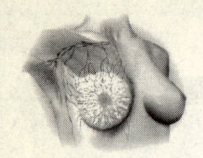

虑不使用术后放疗。

行保乳手术除了要求患者病期较早外,还要求手术医师具备娴熟细致的外科操作技巧,并具备有效的术前影像学检查手段以评估病情、必要的放疗设备及正规系统的全身治疗作保障。

● 如何既把肿瘤清除干净又保留乳房形象?

乳腺癌手术后的乳房重建又称为乳房再造术(breast reconstruction),是指利用自体组织移植或乳房假体来重建因患乳房疾病行乳房切除术后的胸壁畸形和乳房缺损。乳房再造术本身是一种整形手术,一部分妇女在手术后短时间内,会认为自己的癌症得到根治而高兴,但不久即因失去了乳房而感到自己是一个残缺的人,这种内心的创伤驱使一些患者产生再造乳房的迫切要求。随着乳腺癌治疗的进展,乳房再造技术日臻完善,因肿瘤切除后的乳房变形、放射线照射后的乳房萎缩以及先天性畸形的乳腺疾病患者,可以在适当时候进行乳房重建手术。重建手术根据其开展的时间又分为一期重建和二期重建。一期重建是指在实施根治乳腺癌的手术同时进行乳房重建;二期重建是指待患者乳腺癌手术切除后 1~2 年,已完成术后放疗且无复发迹象者进行的乳房重建。

广义来讲,患者有强烈乳房重建的愿望即可成为重建的指征,但出于对生命安全的考虑,在现阶段仍有一定的限制,即Ⅰ、Ⅱ期乳腺癌患者可行。这些患者原发肿瘤较小,没有侵犯皮肤和胸肌,所以手术后局部复发的机会也较小,乳房再造术不会影响肿瘤复发的及时诊断与治疗。一般而言,自体组织重建常见于二期重建,可以使术后的美观效果更加满意;假体重建常见于一期重建,可以减少放疗后的重建手术相关并发症。

乳房再造的方法有假体植入、自体肌皮瓣再造乳房或结合两者进行重建。如果局部有足够覆盖的皮肤和胸大肌存在,可于胸大肌下植入人工假体。目前最常用的人工假体是由硅胶制成的囊状物,有各种尺寸可供选择。如果胸壁皮肤过紧,可先埋入皮肤扩张器,待胸部皮肤松弛后再植入假体。自体肌皮瓣的转移有两种方法:一种是背阔肌皮瓣,就是将患者同侧的背阔肌皮瓣组织转移过来,填充乳房;一种是腹壁下动脉穿支的腹直肌肌皮瓣,利用腹部脂肪较多、组织量丰富的特点填充乳房。

乳腺癌术后乳房重建手术,不同于一般的整形手术,不仅要考虑到患侧与健侧乳房的大小、形态、对称位置等多种美观因素,还要考虑到患者的具体情况以及术后治疗和预后等。因此,乳房重建手术是科学与艺术的结合。

● 为什么要做淋巴结清扫术?

医师会在切除乳房的同时,切除部分腋窝淋巴结。这些淋巴结嵌在脂肪组织中很难用肉眼看到,所以外科医师会将部分脂肪组织连同淋巴结一同切除下来,病理科的医师会在显微镜下对切除下来的淋巴结和脂肪组织进行病理检查,了解其内是否存在癌细胞。这种方法可以帮助医师判断癌细胞是否转移到淋巴结,以及是否需要化疗、内分泌治疗、放疗等。

腋窝淋巴结清扫,主要作用是在手术控制局部区域病情的同时,根据淋巴结的转移情况提供乳腺癌的预后指标。

腋窝淋巴结清扫术后,患者治疗侧腋窝会出现渗液,这些渗液使腋窝出现肿胀,这被称为"淋巴结水肿"。术后引流便是起到引流渗液的作用。由于患侧上肢的淋巴及血液回流受阻易引起上肢的水肿,乳腺癌根治术后上肢水肿的发生率为10%~20%。一般来说,肿胀上肢的周径与健侧上肢相比,不超过 2 cm 的算正常反应,超过 3 cm 的可能是术后并发症。因此,术后应积极进行肢体锻炼,促进上肢血液循环和淋巴回流,减少肿胀,早日恢复正常功能。

● 什么是前哨淋巴结活检?

前哨淋巴结是指原发肿瘤引流区域淋巴结中一个特殊淋巴

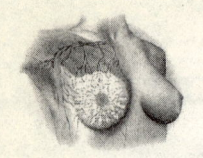

结,是原发肿瘤发生淋巴结转移所必经的第一个淋巴结,它的存在说明原发肿瘤区域淋巴结的转移是按可以预测的顺序转移,先转移至前哨淋巴结,再进一步转移至远端淋巴结。

经过多年的研究技术方法的改进,前哨淋巴结活检已成为现实,目前技术上多采用注射染料和放射性核素作为前哨淋巴结活检的2种示踪剂,在肿瘤部位或肿瘤旁部位注射,染料可以直接在前哨淋巴结显示,放射性核素示踪剂则用γ计数器显示前哨淋巴结。染料作为示踪剂发现前哨淋巴结的概率稍低,为66%~98%,放射性核素为82%~98%,假阴性率为0~4.4%。通过前哨淋巴结活检,可以预测腋淋巴结有否转移的准确性已达95%~98%,若前哨淋巴结阴性,则可以避免腋窝淋巴结清扫,即在腋窝淋巴结阴性的乳腺癌患者中用前哨淋巴结活检替代常规的腋窝淋巴结清扫。有了前哨淋巴结活检这一技术的开展,继"保胸肌"、"保乳房"这两大保卫战打响后,"保腋窝"的战役也将一线飘红。

● 哪些情况不宜或暂时不宜手术治疗?

1. 全身性禁忌证

① 肿瘤远处转移者;② 年老体弱不能耐受手术者;③ 一般情况差,呈现恶病质者;④ 重要脏器功能障碍不能耐受手术者。

2. 局部病灶的禁忌证

Ⅲ期患者出现下列情况之一:① 乳房皮肤橘皮样水肿超过乳房面积的一半;② 乳房皮肤出现卫星状结节;③ 乳腺癌侵犯胸壁;④ 临床检查胸骨旁淋巴结肿大且证实为转移;⑤ 患侧上肢水肿;⑥ 锁骨上淋巴结病理证实为转移;⑦ 炎性乳腺癌。

有下列5种情况之二者:① 肿瘤破溃;② 乳房皮肤橘皮样水肿占全乳房面积1/3以内;③ 肿瘤病灶与胸大肌固定;④ 腋淋巴结最大长径超过2.5 cm;⑤ 腋窝淋巴结彼此粘连或与皮肤、深部组织粘连。

● 乳腺癌的病理报告怎么看？

病理诊断需要通过对病变组织进行穿刺活检或手术活检等方法获取标本进行细胞学和组织学检查。当获取乳腺癌组织后，病理医师会根据检查情况给出一份病理报告，临床医师将根据这份病理报告制订下一步的治疗方案。等待病理报告的过程可能是最为煎熬的，在这一阶段患者需要作好一定的心理准备。当拿到结果报告时，如何读懂病理报告，获悉自己的病情更是非常重要的。

目前临床的病理报告分为冷冻切片快速病理和石蜡病理报告两部分。冷冻切片快速诊断是乳腺病变手术治疗的常规检查。外科医师将手术标本送到病理科要求会诊，请病理医师对病变的性质、程度、切缘状况在短时间内做出判断。外科医师将根据冷冻切片病理报告来决定进一步手术方案。冷冻切片病理诊断的准确率约为95％。对有些介于良性和恶性之间的病变，冷冻切片检查往往难以判断，需等待石蜡切片进行病理诊断。这里需要提醒广大患者的是，由于冷冻病理存在5％的误差，手术时冷冻病理提示良性乳腺疾病的患者一样要重视石蜡病理报告，以免错过最佳的诊治时间。石蜡报告是诊断乳腺疾病的金标准，一般在手术后7～10天左右发出。通常石蜡报告与冷冻报告结果一致，如果存在不符合的情况一般以石蜡病理报告为准。

常规组织病理学检查包括对手术标本进行肉眼检查：观察乳腺肿块大小、形状、颜色、数量、重量、质地、包膜、切缘、切面有无出血坏死等。显微镜下观察肿瘤的组织结构，细胞的分化程度、异型性、增殖活性；淋巴管、血管以及神经等的浸润情况。病理医师综合评估后对肿瘤进行分型、分级、病理分期(pTNM)，并把病变与切缘的距离和肿瘤细胞的免疫组化等情况报告给临床医师。

病理医师通过读片提示给临床医师的信息通常包括：切除

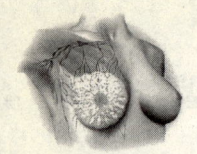

标本的大小、肿块大小、肿瘤细胞病理类型及分期、脉管癌栓及淋巴结转移情况等。免疫组织化学标记和分子病理技术(FISH)可观察雌激素受体(ER)、孕激素受体(PR)、Her2/Neu(C－erbB－2)、多种生长因子、癌基因/抑癌基因、耐药基因、细胞增殖指数等多项与患者治疗和预后相关的生物学指标。

(1) **病理类型**：根据肿瘤细胞的形态不同分为不同的病理类型，浸润性导管癌是乳腺癌最常见的病理类型。我们在前面的章节中已经介绍了不同的病理类型及其相关的预后情况。

(2) **细胞分级**：病理医师根据肿瘤细胞的形态不同可将其分为3级。Ⅰ级在形态上更像正常细胞，常常生长缓慢，预后好；Ⅲ级与正常细胞比较差异最大，生长快，恶性程度高，预后差；Ⅱ级则介于Ⅰ级和Ⅲ级之间。

(3) **肿瘤大小和切缘状态**：术后的病理报告常常有对肿瘤大小进行的描述。肿瘤大小并不代表乳腺癌的恶性程度。但是它对乳腺癌的分期会有较大影响。保乳手术中临床医师更重视切缘情况的描述。因为手术中外科医师将肉眼看到的肿瘤连同周围部分正常组织一并切除，而病理医师则会在标本周围不同的切面处取材，观察周边组织有无癌细胞存在。若有癌报告切缘"阳性"，而切缘"阳性"者往往需要再次手术切除。

(4) **脉管癌栓情况**：如果在乳腺癌组织及其周围的血管和淋巴管中发现成团的癌细胞，肿瘤发生复发转移的机会就会增加。病理报告中常常写出可见或未见脉管癌栓。

(5) **淋巴结转移情况**：腋窝淋巴结出现转移时发生远处转移的机会就会增加，腋窝淋巴结发生转移的数目越多，这种危险就越大。病理报告上的淋巴结清扫个数可能由于个体差异和手术的范围而有不同，但腋窝淋巴结清扫术后，检测淋巴结的数目应在10个以上。通常病理报告中淋巴结的转移情况用分数法表示，如5/10，代表手术切除10枚淋巴结中有5枚发现有癌转移。

(6) **激素受体情况**：目前衡量内分泌治疗效果最重要的指标

是雌激素受体/孕激素受体(英文简写：ER/PR)，如果癌细胞有ER/PR表达，也就是ER/PR阳性，可以写成ER(＋)/PR(＋)；相反若ER/PR阴性，报告中则写成ER(－)/PR(－)。不过最准确的病理报告表达应该是清楚地写明阳性细胞所占比例，比如：ER＞75%(＋)、PR 25%～50%(＋)等。ER和(或)PR阳性者对内分泌治疗敏感，反之则对内分泌治疗效果不理想。

(7) **HER-2**：人表皮生长因子受体-2(HER-2)是一个相当重要的乳腺癌生物学指标，在阅读乳腺癌病理报告中一定不要遗漏。HER-2，有时也称为HER-2/neu，主要作用是帮助调控细胞生长、分裂和自身修复，20%～30%的乳腺癌患者都具有HER-2基因的高表达。HER-2基因扩增或蛋白过表达的患者肿瘤细胞生长较快，转移的危险性也大，但针对HER-2基因的单克隆抗体治疗也非常有效。HER-2的检测方法有两种，一种为免疫组织化学法(IHC)；另一种为荧光原位杂交法(FISH)。IHC法用0、1＋、2＋和3＋表示，FISH则用"阳性"和"阴性"表示。只有IHC3＋或FISH阳性的患者才HER-2阳性，并对HER-2单克隆抗体治疗效果好。

乳腺癌的化学治疗

● 乳腺癌患者为什么要进行化学治疗？

化疗是一种"以毒攻毒"的全身性治疗方法。在所有疾病的药物治疗方法中，化疗也许是毒副作用最大的一种，但是这种高毒性的方法仍然作为肿瘤治疗中最常用的手段之一，是因为适宜的化疗方案对肿瘤的杀伤最终还是会超过对身体正常组织的损害。乳腺癌化疗的可行性是基于乳腺癌细胞和正常细胞对化疗药物具有不同的敏感性，这种不同的敏感性是由于癌细胞和正常细胞的细胞周期不同所造成的。细胞的分裂过程称为细胞周期，

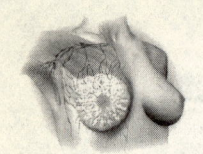

较之正常细胞而言,乳腺癌细胞具有细胞增生活跃、细胞周期短、DNA和蛋白质合成量大的特点,故而可以使肿瘤快速生长。而快速进行的细胞周期以及细胞内化学物质的合成也给了作用于这些环节的化疗药物发挥治疗作用的机会,通过中断DNA和蛋白质的合成达到抑制及杀灭肿瘤细胞的作用。因此,虽然化疗是一种全身给药的方法,但是仍然可以对肿瘤细胞发挥更强的杀伤作用。

随着对乳腺癌研究的不断深入,人们发现所谓浸润性乳腺癌是一种全身性疾病,一是指乳腺癌的主要致命危险来自它的全身转移性,二是指乳腺癌很早就可能发生全身转移。虽然手术治疗是目前非转移性乳腺癌的主要治疗方法之一,但即使是早期浸润性乳腺癌术后仍有部分患者会出现远处转移,长期的临床观察表明,在淋巴结没有转移的术后患者中仍有20%~30%出现远处转移,而有淋巴结转移的病例则70%~80%可能出现远处转移。这说明治疗前没有发现远处转移灶未必意味着不存在远处转移,对于很多患者来讲,转移实际上已经存在,只不过还没有发展成为临床可见的显著病灶——即已经存在全身性的亚临床转移灶(或称为微小病灶)。一般来说,临床可检出的病灶多在1 cm以上,这样大小的癌肿至少含有10亿个癌细胞了,所以即使只有1 mm的病灶中也可能含有100万个癌细胞,这些癌细胞如果得不到控制,日后就有发展为转移病灶的可能。

手术、放疗等局部治疗虽然可以去除或者控制原发肿瘤以及区域淋巴结的疾病进展,但是对于已经播散至远处器官的"微小病灶"却没有作用,因此,化疗这种全身性治疗的重要性在乳腺癌的治疗中便不言而喻了。规范的化疗可以降低或推迟局部复发以及减少远处转移,达到提高生存率、延长生存期的目的。

● 哪些患者需要进行术前化疗?

乳腺癌的化疗根据其进行的时机可以分为术前化疗和术后

化疗。术前化疗由于其作用机制和适应的患者不同于以往的术后化疗,故又称为新辅助化疗,指在非转移性肿瘤的局部治疗前进行的全身性、系统性的细胞毒性药物治疗。

虽然新辅助化疗在乳腺癌的治疗中应用的时间不如术后化疗那样久远,但是已经有相当的理论和临床研究证实了这一治疗方式在乳腺癌治疗中的作用。最早对于新辅助化疗的研究是希望术前化疗后使肿瘤缩小、肿瘤降低分期,以提高手术切除率,同时由于新辅助化疗能杀灭一些亚临床的转移灶,从而提高总的生存率。来自动物实验的研究告诉我们,在原发病灶切除后,转移灶中的大量癌细胞将会出现快速增殖的趋势,致使肿瘤出现复发转移。而术前化疗可以阻断这种由于原发灶切除后转移灶快速生长的趋势,有效抑制残存细胞增殖,起到降低复发转移率的作用。另外,有研究者认为,随着肿瘤转移灶的增大,其中耐药的细胞数量也会增多,所以通过新辅助化疗遏制亚临床病灶的增殖还能起到防止耐药细胞的形成,提高治疗效果。近20年来的临床研究也显示,新辅助化疗可以明显增加保乳手术的成功率。总的来说,新辅助化疗有如下作用:

(1)新辅助化疗能使原发肿瘤及区域淋巴结降期,使原来不能手术治疗的肿瘤降期后可以适合手术治疗,也使更多的患者增加保乳手术的可能性,从而提高术后的生活质量。

(2)新辅助化疗可以尽早使亚临床病灶得到系统有效的控制,抑制微转移的肿瘤细胞在术后的加速增殖,可能起到防止耐药细胞形成的作用,也可抑制手术中肿瘤细胞的转移活性。

(3)新辅助化疗能反映出体内肿瘤对于化疗药物的敏感性,为术后选择辅助化疗提供依据,同时肿瘤对于新辅助化疗的反应情况也是乳腺癌新的有效的预后指标,新辅助化疗后能达到病理完全缓解的患者其长期生存率能明显提高。

既然新辅助化疗有这样的优势,那么哪些患者需要进行新辅助化疗呢?新辅助化疗最早用于局部晚期乳腺癌患者,随着其在

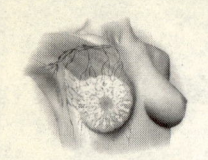

治疗中的作用不断被肯定,其应用指征也在逐渐放宽。一般来说两类患者需要进行新辅助化疗:一是局部晚期乳腺癌,包括所有炎性乳腺癌患者和不适合直接手术的非炎性乳腺癌患者,如区域淋巴结转移严重、皮肤或者胸壁被肿瘤侵犯的患者等。新辅助化疗可以通过使肿瘤降期达到可手术根治的目的。现在新辅助化疗已经成为局部晚期乳腺癌的标准治疗方法之一。二是有保乳要求而又不能直接手术的患者。局部晚期乳腺癌患者若要保留乳房必须先行新辅助化疗,使肿瘤降期以后才能实施保乳手术;单纯由于肿瘤体积较大而不适合保乳的患者也可通过此途径达到保乳的目的。临床研究已经证实,通过新辅助化疗降期后实施保乳手术的局部复发率与早期乳腺癌保乳手术后的复发率相似。

需要说明的是,由于每个患者的个体差异,同任何一种治疗手段一样,新辅助化疗并非对所有患者都能达到满意的疗效。客观上,新辅助化疗的有效率可达到80%,还有20%的患者对于新辅助化疗不敏感,因此在新辅助化疗之前要对病情做好评估以选择适宜的化疗方案和时机,以求最佳疗效。首要的是明确诊断和分期,除了临床医师的体检和影像学评估外,组织病理学的检查也非常重要,治疗前绝不能仅仅满足于细胞学检查发现了癌细胞,而应该进行空芯针穿刺活检和免疫组织化学检查,明确原发病灶的组织学分级、激素受体状态、HER-2状态以及其他与预后相关的分子标志。这些指标不仅可以为选择化疗方案提供依据,而且如果出现了新辅助化疗后原发灶完全消失的情况,化疗前的评估资料将会是后续治疗的重要依据。

● 哪些患者需要进行术后化疗?

术后化疗,又称为辅助化疗,从20世纪70年代起就已经越来越广泛地应用于乳腺癌的治疗,并成为乳腺癌综合治疗的重要组成部分。一项始于1998年的大型临床研究对18 000例乳腺癌患者进行了长达 10 年的观察分析发现,不论淋巴结是否有转移,辅助化疗都能改善患者的无病生存率和远期生存率。其中淋巴结阳性的 50 岁以下和 50 岁以上患者的 10 年生存率分别提高 17.1% 及 2.4%。但是对于一些绝经后、肿瘤直径小、淋巴结阴性患者的研究则显示,这些患者不进行辅助治疗其 5 年无病生存率仍可达到 95%。那么,哪些患者需要进行辅助化疗呢?我们知道,非浸润性乳腺癌的癌细胞一般是不会发生转移的,原则上不存在致命危险,因此没有化疗指征。局部晚期乳腺癌(Ⅲ期)的预后总体较差,因此术后都应进行辅助化疗。早期乳腺癌(Ⅰ,Ⅱ期)是否需要辅助化疗则取决于一些预后因素。国际早期乳腺癌权威会议 St. Gallen 会议根据大量临床研究的结果建议:将患者根据淋巴结转移情况、肿瘤大小、肿瘤组织学分级、年龄等因素分为高、中、低危 3 组,再制定相应的治疗策略。2009 年 St. Gallen 会议共识提出首先要考虑肿瘤对内分泌治疗的反应性,将患者分为内分泌治疗有反应、内分泌治疗无反应、内分泌治疗反应不确定 3 类;同时按照其他肿瘤生物学指标分为低度危险、中度危险和高度危险。

(1) **低度危险的定义**:腋窝淋巴结阴性,并同时具备以下所有特征:原发灶≤2 cm、病理分级 1 级、未侵犯肿瘤周边脉管、ER 或 PR 阳性、HER-2 基因无过表达或扩增、年龄≥35 岁。St. Gallen 会议专家共识定义此类患者可以不化疗,而仅选择内分泌治疗。

(2) **中度危险的定义**:① 腋窝淋巴结阴性,并至少具备以下特征中的一项:原发灶>2 cm、病理分级为 2~3 级、有肿瘤周边脉管侵犯、HER-2 基因过表达或扩增、年龄<35 岁。② 1~3 个腋窝淋巴结转移且 ER 或 PR 阳性、HER-2(−)。这类患者是不是需要化疗还没有明确结论,需要临床医师综合疾病特征及患者自身情况考虑。

(3) **高度危险的定义**:① 1~3 个腋窝淋巴结转移,ER 或 PR 阴性,或 HER-2(+);② 3 个(以上)腋窝淋巴结转移。这类患

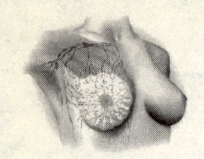

者已经明确需要接受化疗。

部分激素反应性中危患者(如绝经后、仅有一个危险因素的中危患者),也可以不化疗,而仅选择内分泌治疗。

在乳腺癌中有一种非常特殊的类型,肿瘤特征为雌激素受体(ER)、孕激素受体(PR)、HER-2基因的表达均为阴性,即所谓的"三阴性"乳腺癌,其预后不佳,局部复发和远处转移风险均较高。因为治疗靶点的缺失,这类患者无法进行内分泌治疗和靶向治疗,故化疗成为"三阴性"乳腺癌最重要的治疗手段。由于针对这种特殊类型的乳腺癌临床研究尚不是非常充分,对于这种乳腺癌早期患者的化疗选择也只能采用和其他类型乳腺癌同样的标准,即除了部分低危组的患者外,其他的"三阴性"乳腺癌患者均需要进行术后辅助化疗。

由于早期乳腺癌辅助化疗的研究主要集中于70岁以下的患者,对于年龄大于70岁的患者很难给出一个确定的结论,除了根据危险分级对其进行评估以决定是否进行化疗以外,必须考虑患者的整体健康状况、基础疾病、预期寿命及化疗后毒副反应等因素,从而对化疗带来的益处和风险作出综合判断,再确定是否选择辅助化疗以及选用哪种方案。

● 乳腺癌常用化疗药物种类及代表药物有哪些?

化疗药物杀灭肿瘤的原理与肿瘤细胞的细胞周期密切相关,这里我们简单介绍一下肿瘤细胞的增殖周期:细胞周期可分为静止期(G1、S、G2期)和分裂期(M期),其中静止期细胞内进行DNA和蛋白质的合成,为分裂期做准备,进入分裂期后细胞则一分为二。化疗药物通过作用于肿瘤细胞周期的不同阶段,阻止DNA和蛋白质的合成,抑制或杀灭肿瘤细胞。根据抗肿瘤化学药物的化学结构和作用机制不同,可以将它们分为:

1. 烷化剂类药物

烷化剂是临床上较常用的一类抗肿瘤药物,其中烷化基团在体内能与细胞核蛋白质和核酸结合,使蛋白质和核酸失去正常活性,抑制癌细胞分裂。分裂旺盛的肿瘤细胞对它们非常敏感,其缺点是选择性差,对骨髓、胃肠道上皮和生殖系统等生长旺盛的正常细胞有较大的毒性,对免疫功能抑制也较为明显。烷化剂为细胞周期非特异性药物,一般对 M 期和 G1 期细胞杀伤作用较强,增大剂量时可杀伤各期的增殖细胞和非增殖细胞,具有广谱抗癌作用。

治疗乳腺癌的此类常用药为**环磷酰胺**,在联合化疗方案中常缩写为"C",属于氮芥类烷化剂,环磷酰胺必须在肝脏内代谢成有活性的产物,才能发挥抗肿瘤作用,最终经肾脏由尿液排泄,故在用药期间患者需多饮水,以增加尿量,防止药物在膀胱内蓄积引发膀胱炎。环磷酰胺的主要毒副作用是骨髓抑制,与使用剂量有关。白细胞减少最为突出,最低点在用药后第 8~14 天,第 18~25 天可以恢复。对绝经前患者而言,环磷酰胺的另一个重要的副作用是引起卵巢功能抑制,导致化疗后闭经。CMF 方案化疗 6 个周期的患者闭经发生率为 31%~38%,而年龄＞40 岁的患者闭经发生率为 20%~100%,卵巢损害的程度随着年龄及环磷酰胺累积剂量的增大而增加。

2. 抗生素类药物

抗肿瘤抗生素类药物是由微生物产生的具有抗肿瘤活性的化合物,可以嵌入 DNA 的碱基对之间,干扰 DNA 的合成,属于细胞周期非特异性药物,对增殖和非增殖细胞均有杀伤作用,对 G1~S 期细胞作用最强。

此类药物的代表为蒽环类药物,是乳腺癌化疗药物的基石,广泛应用于多种化疗方案,常用的有**多柔比星**和**表柔比星**。多柔比星又称阿霉素,在联合化疗方案中缩写为"A";表柔比星又称表阿霉素,在联合化疗方案中缩写为"E"。多柔比星的主要副作用为心脏毒性,多见于累积剂量达到 450 mg/m^2 以上患者。轻者表现为室上性心动过速及心电图 ST－T 改变,重者出现心力

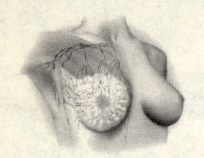

衰竭。骨髓抑制也较常见，可见于60%~80%的患者。表柔比星的心脏毒性比多柔比星要小，引起心脏毒性的平均累积剂量约为900 mg/m²。其他常见的毒副作用为骨髓抑制及胃肠道反应，如恶心、呕吐等。

3. 抗代谢类药物

抗代谢类药物是干扰细胞正常代谢过程的药物，这类药物与正常代谢物质相似，与其特异性酶相结合，使正常酶促反应不能完成，从而阻断代谢过程，阻止核酸合成，抑制肿瘤生长。化疗中常用的有三类：叶酸类抗代谢药物、嘌呤类抗代谢药物和嘧啶类抗代谢药物。抗代谢类药物为细胞周期特异性药物，主要抑制细胞 DNA 合成。S 期细胞对它们最敏感，对 G1、G2 期细胞也有一定作用。

乳腺癌中常用的药物有**甲氨蝶呤**，在联合化疗中缩写为"M"，属于叶酸类抗代谢药物，主要毒副作用为骨髓抑制；**氟尿嘧啶**属嘧啶类抗代谢药物，在联合化疗中缩写为"F"，也称"5-氟尿嘧啶"或者"5-FU"。其主要毒副作用为消化道毒性，如原发性口腔炎、腹泻、胃肠道出血等，与用药剂量相关，恶心呕吐较少。**卡培他滨**也属嘧啶类抗代谢药物，多用于蒽环类和紫杉类耐药的转移性乳腺癌。与氟尿嘧啶相比，卡培他滨具有一定的靶向性，在肿瘤组织部位浓度更高，可以更加有效地杀伤肿瘤细胞，显著减少氟尿嘧啶的不良反应，并且卡培他滨是口服用药，相比其他静脉用药的化疗药物使用更加方便。其较多见的毒副作用有手-足综合征、腹痛、腹泻、中性粒细胞减少及贫血等。

4. 植物类药物

这类药物多是从植物中提取的抗肿瘤有效成分。在乳腺癌中应用较多的有紫杉类和长春新碱类药物。紫杉类通过破坏细胞分裂中一个重要的细胞结构——纺锤体，诱导细胞发生凋亡，主要作用于细胞周期的 M 期，属细胞周期特异性药物。代表药物有**紫杉醇**和**多西他赛**。使用紫杉类药物可能发生变态（过敏）反应，表现为荨麻疹、哮喘、呼吸困难、胸痛和低血压，但经过抗过敏药物预处理后变态反应发生的概率和严重程度都会显著降低。紫杉类药物的其他毒副作用有骨髓抑制、血压异常、心律失常、脱发、肝功能异常、恶心呕吐等。**长春瑞滨**属半合成长春新碱类药物,特异性作用于细胞周期的 M 期,多用于复发转移性乳腺癌,突出的毒副作用是骨髓抑制,主要表现为白细胞减少,治疗前中性粒细胞 $<1.5\times10^9/L$ 者不宜使用。

5. 铂类药物

铂类药物的作用机制类似于烷化剂,通过与 DNA 结合导致 DNA 在复制时断裂,达到抑制肿瘤细胞增殖的作用,属细胞周期非特异性药物。主要代表药物为**顺铂**和**卡铂**。铂类药物的毒性较大,主要为肾毒性、神经毒性、耳毒性和骨髓抑制。另外,铂类所致的急性或迟发性恶心呕吐也较严重。在应用铂类药物尤其是顺铂时需要进行"水化"处理,防止出现严重的肾功能损害。

● 常用的乳腺癌化疗方案有哪些?

乳腺癌化疗方案的发展经历了从单药化疗到联合化疗的历程。一线治疗药物由环磷酰胺(CTX)、氟尿嘧啶(5-FU)、甲氨蝶呤等,发展到 20 世纪 80 年代使用蒽环类药物(多柔比星和表柔比星)。20 世纪 90 年代使用紫杉类药物(紫杉醇、多西他赛),使乳腺癌的预后有了明显改善。

1. CMF 方案

CMF 方案是乳腺癌辅助治疗中使用最早的联合化疗方案。早在 1976 年的一项应用 CMF 方案的临床研究经过 20 年的随访发现,术后辅助化疗对淋巴结阳性患者能显著降低复发率及提高生存率。常用剂量及疗程如下:

(1) CMF 静脉注射方案

环磷酰胺 500 mg/m^2 静脉滴注,第 1 天、第 8 天用药;

甲氨蝶呤 50 mg/m^2 静脉滴注,第 1 天、第 8 天用药;

氟尿嘧啶 500 mg/m^2 静脉滴注,第 1 天、第 8 天用药。

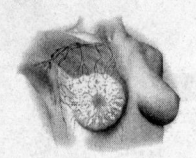

每4周为1个疗程,共6个疗程。

(2) CMF 口服方案

环磷酰胺 100 mg/m^2 口服,第1~14天用药;

甲氨蝶呤 40 mg/m^2 静脉滴注,第1天、第8天用药;

氟尿嘧啶 600 mg/m^2 静脉滴注、第1天、第8天用药。

每4周为1个疗程,共6个疗程。

虽然蒽环类药物的出现逐渐取代了CMF方案的地位,但这一方案仍然是有效的,适用于低度复发风险的患者;老年患者尤其是70岁以上者;以往有心功能不全或者高血压病史的患者。

2. 含蒽环类药物的化疗方案

20世纪80年代后蒽环类药物由于在治疗晚期乳腺癌中取得了较好的疗效后开始用于辅助治疗。以蒽环类药物为基础的常用方案有:AC、EC、CAF、CEF 等,其常用剂量及疗程见表1。多项临床研究证实,蒽环类为主的联合辅助化疗(CAF、CEF)与CMF方案相比,无论是淋巴结阴性还是淋巴结阳性的病例,其疗效均较佳。AC方案疗效虽与CMF疗效无明显差异,但其毒性及费用均低于CMF方案。

表1 美国国立综合癌症网络(NCCN)乳腺癌治疗指南推荐的蒽环类常用化疗方案及适用范围(2010年)

方案	药物	剂量	疗程	适用范围
AC	多柔比星 环磷酰胺	60 mg/m^2 600 mg/m^2	每3周1个疗程, 共4个疗程	低危的淋巴结阴性患者
EC	表柔比星 环磷酰胺	90 mg/m^2 600 mg/m^2	每3周1个疗程, 共4~6个疗程	
CAF	环磷酰胺 多柔比星 氟尿嘧啶	500 mg/m^2 50 mg/m^2 500 mg/m^2	每3周1个疗程, 共6个疗程	有高危复发因素的淋巴结阴性患者
CEF	环磷酰胺 表柔比星 氟尿嘧啶	500 mg/m^2 90 mg/m^2 500 mg/m^2	每3周1个疗程, 共6个疗程	

3. 含紫杉类药物的化疗方案

紫杉类药物问世后在治疗复发转移性乳腺癌中显示出了良好的效果。后续的多项临床研究在早期乳腺癌辅助治疗中将紫杉类联合蒽环类方案和非紫杉类方案的效果做了比较,发现对于腋窝淋巴结阳性或高危的淋巴结阴性的患者,含紫杉类药物方案能进一步提高疗效。常用的含紫杉类的化疗方案及疗程详见表2。

表2 美国国立综合癌症网络(NCCN)乳腺癌治疗指南推荐的
含紫杉类药物常用化疗方案及适用范围(2010年)

方案	药物	剂量	疗程	适用范围
TC	多西他赛 环磷酰胺	75 mg/m² 600 mg/m²	每3周1个疗程,共4个疗程	高危的淋巴结阴性患者
AC→T	多柔比星 环磷酰胺 紫杉醇	60 mg/m² 600 mg/m² 80 mg/m²	AC每3周1个疗程共4个疗程;序贯紫杉醇每周1个疗程,共12个疗程	淋巴结阳性患者
FEC→T	氟尿嘧啶 表柔比星 环磷酰胺 多西他赛	500 mg/m² 100 mg/m² 500 mg/m² 100 mg/m²	FEC方案每3周1个疗程,共3个疗程;序贯多西他赛每3周1个疗程,共4个疗程	
TAC	多西他赛 多柔比星 环磷酰胺	75 mg/m² 50 mg/m² 500 mg/m²	每3周1个疗程,共6个疗程	
AC→T (密集型)	多柔比星 环磷酰胺 紫杉醇	60 mg/m² 600 mg/m² 175 mg/m²	AC每2周1个疗程,共4个疗程;序贯紫杉醇每2周1个疗程,共4个疗程	

● 常见的化疗药物有哪些毒副作用?

实践证明,要取得显著的抗癌效果,除要有合理的药物组合和给药方法外,还必须有足够的剂量强度,即要在尽可能短的时间内应用足够剂量的化疗药物。因此规范的化疗是不可能没有毒副作用的。这里要明确几个概念:第一,药物的不良反应是指

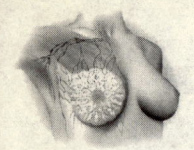

药物在正常用法和用量时由药物引起的有毒和不期望产生的反应,包括副作用、毒性反应、依赖性、特异质反应、变态(过敏)反应等;第二,副作用是指药物在治疗剂量下出现的、与治疗目的无关的药物作用;第三,毒性反应是指用药后引起机体的损害性反应。化疗的毒副作用主要包括以下几个方面:

(1) 血液毒性:主要包括白细胞减少、中性粒细胞减少、红细胞减少以及血小板减少等。

(2) 消化道毒性或者消化道反应:主要包括恶心、呕吐、食欲缺乏、腹泻、消化道出血、口腔黏膜炎、食管炎等。

(3) 心脏毒性:主要包括心肌损伤、心功能不全或心力衰竭、心律失常等。

(4) 肺毒性:包括间质性肺炎、肺纤维化等。

(5) 肝脏毒性:包括血清转氨酶升高、胆红素升高等肝功能异常的表现。

(6) 肾毒性:包括肾功能不全、肾小管损伤等。

(7) 神经毒性:包括末梢神经炎和中枢神经损害等。

(8) 膀胱损伤:常见的为出血性膀胱炎。

(9) 皮肤毒性:常见的有脱发、皮肤角化、肥厚、色素沉着、皮疹、指甲改变等。

(10) 性腺毒性:常见为月经紊乱或闭经、停经。

(11) 变态(过敏)反应:常见为呼吸困难、血压下降、血管性水肿、药疹等。

(12) 第二原发癌:化疗患者得其他某些肿瘤的机会可能略有升高,较少见。

国际上把化疗的急性和亚急性不良反应分为5级。其中0级为正常,1~4级分别为轻度毒性、中度毒性、高度毒性和威胁生命的毒性。

● 如何预防和处理化疗不良反应?

各种毒副作用都是可以通过合理的预防措施减轻和缓解的,

这里主要介绍常见的化疗不良反应的预防和处理。

1. 恶心、呕吐

恶心、呕吐是最常见也是给患者带来最大痛苦的一种化疗副作用。呕吐是一种复杂的多步骤反射过程,催吐化学感受区、咽部和胃肠道的迷走神经、大脑皮质而来的冲动等都可以刺激延髓的呕吐中枢而触发呕吐过程。化疗引起的恶心呕吐可分为3种类型:

(1) 急性呕吐:发生于用药后的几分钟到几个小时之内,多在24小时之内消失,发生强度高峰在用药5～6小时。

(2) 迟发性呕吐:主要发生于用药24小时后,通常与顺铂、卡铂、环磷酰胺、多柔比星和表柔比星等有关。对顺铂来说,呕吐在化疗后48～72小时达到高峰,可能持续6～7天。

(3) 预期性呕吐:发生于既往化疗中呕吐控制不佳的患者,在下一次化疗之前发生。只是一种条件反射,有晕动病病史者易发生预期性呕吐,发生率为18%～57%,恶心比呕吐更常见。年轻的患者更容易发生预期性恶心呕吐,因为她们往往接受了更强烈的化疗,总体上,对恶心呕吐的控制更差。

化疗呕吐的处理中应以预防恶心呕吐为目标,根据呕吐的类型,严重程度以及所使用的化疗药物的催吐性(详见表3)适当选择止吐药。常用的止吐药物有:① 5-HT_3受体拮抗剂,代表药物有昂丹司琼和格拉司琼。这类药物是目前对急性呕吐单药应用效果最好的药物,但对迟发性呕吐的预防效果不很理想。5-HT_3受体拮抗剂与肾上腺皮质激素中的地塞米松或甲泼尼龙合用后预防呕吐效果会明显增强,故目前推荐联合使用。② 肾上腺皮质激素,常用药物有地塞米松和甲泼尼龙。地塞米松不仅在高、中催吐化疗急性呕吐的预防中必不可少,对迟发型呕吐和中等以下催吐药物的化疗呕吐预防也是很常用的。用于止吐目的的地塞米松属于短期小剂量应用,毒性极小,一般不会对肾上腺功能造成不良影响。③ NK-1受体拮抗药,代表药物为新近上

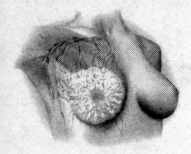

表3 静脉用抗肿瘤药物的催吐性风险分级

催吐性风险 (不用止吐药时呕吐发生可能性)	药物
高($>$90%)	顺铂、氮芥、环磷酰胺(用量$\geq$1 500 mg/m^2)
中(30%～90%)	卡铂、环磷酰胺(用量$<$1 500 mg/m^{2}时)、多柔比星、表柔比星
低(10%～30%)	紫杉醇、多西他赛、米托蒽醌、甲氨蝶呤、丝裂霉素、吉西他滨
极低($<$10%)	长春新碱、长春瑞滨

市的阿瑞吡坦,可以有效增强5-HT$_3$受体拮抗剂与地塞米松对含顺铂化疗的急性呕吐和迟发型呕吐的预防效果。但该药物最大的问题是对很多化疗药的代谢有一定影响,因此目前一般只推荐应用于催吐可能性较大的化疗药。④ 甲氧氯普胺,即常说的胃复安或者灭吐灵。其单药止吐效果仅次于5-HT$_3$受体拮抗剂,可用于急性呕吐的预防。⑤ 其他的止吐药物还包括氟哌啶醇、氯丙嗪、苯海拉明、劳拉西泮等。这些药物往往还有一定的镇静和抗焦虑作用。预防由不同催吐风险药物所致呕吐的用药方案详见表4。

表4 预防由不同催吐风险药物所致呕吐的用药方案

催吐风险分级	止吐药用药方案
高($>$90%)	5-HT$_3$受体拮抗剂:第1天 地塞米松:第1、第2、第3天 阿瑞吡坦:第1、第2、第3天
中(30%～90%)	5-HT$_3$受体拮抗剂:第1天 地塞米松:第1天 阿瑞吡坦:第1、第2、第3天
低(10%～30%)	地塞米松:第1、第2、第3天
极低($<$10%)	按需用药

对于预期性呕吐,治疗原则是根据化疗药物选择最有效的止吐药预防急性或迟发性呕吐。止吐方案在化疗一开始就要应用,而不是在治疗效果不佳后再应用。包括系统脱敏疗法的行为治疗可有效治疗预期性呕吐,对于有明显预期性呕吐的患者可以考虑应用。

2. 血液学毒性

血液学毒性也称为骨髓抑制,与造血细胞增殖活跃对化疗敏感有关。骨髓抑制的发生机会和程度与化疗药物的种类、剂量、应用方法、患者的体质、肿瘤分期、是否存在骨髓转移及与骨髓相关的其他疾病、既往有否放化疗等很多因素有关。骨髓抑制时骨髓中生长最为活跃的白细胞下降最为迅速,程度也最为明显,其次是血小板,而红细胞则一般不会因短时间的化疗而发生太大的变化。血小板低下的危险是发生出血,在处理上,血小板数降低到 $10 \times 10^9 \sim 20 \times 10^9/L$ 以下时应输注血小板以预防出血。白细胞,尤其是中性粒细胞的重度减少会增加重度感染的危险,这一毒副作用是绝大多数抗癌药物的剂量限制因素。白细胞总数持续低于 $4 \times 10^9/L$,称为白细胞减少症,其中主要是粒细胞减少。当粒细胞绝对值低于 $1.5 \times 10^9/L$ 时,称为粒细胞减少症。减少至低于 $0.5 \times 10^9/L$ 时,称为粒细胞缺乏症,是骨髓抑制后非常严重的并发症,粒细胞缺乏的患者极易发生感染。当单次口腔体温≥38.3℃或≥38℃超过1小时,中性粒细胞<$0.5 \times 10^9/L$,或<$1.0 \times 10^9/L$ 但预期48小时内会下降至≤$0.5 \times 10^9/L$,称为发热性中性粒细胞缺乏,是骨髓抑制后并发感染的重要临床表现。

纠正白细胞减少主要靠应用升白药,包括粒细胞集落刺激因子(G-CSF)和粒细胞单核细胞集落刺激因子(GM-CSF),其中G-CSF为目前最有效的短期提升白细胞的药物。其使用可分为预防性应用和治疗性应用。预防性应用即在白细胞未明显下降时应用。一般从化疗或放疗后48小时开始,连续用药5~7

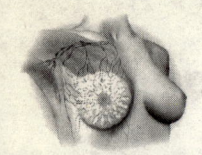

天。停药的指标是白细胞超过 $10 \times 10^9/L$ 或化疗后白细胞一直在正常范围。

预防性使用 G-CSF 原则:

(1) 对大部分首次化疗者,不宜常规预防性使用 G-CSF。

(2) 应用某些对骨髓抑制作用较强烈的方案,如预期有 20% 以上可能发生发热性粒细胞缺乏症时,可预防性使用 G-CSF。乳腺癌化疗中 TAC 方案及剂量密集型方案应预防性使用 G-CSF 支持,以防发生严重的骨髓抑制。

(3) 对某些特殊情况,例如:化疗前已有粒细胞缺乏;骨盆或其他重要骨髓部位曾经接受放疗;过去使用类似化疗方案曾经发生发热性粒细胞缺乏症;有感染或开放伤口、近期手术、体能状态差、肾功能不全和肝功能异常或免疫抑制特别容易发生感染者,等等,在化疗时也可考虑预防性使用 G-CSF。一般采用 G-CSF 的较低剂量,不良反应也较小。

治疗性应用是指白细胞已降低后用 G-CSF 迅速提高血象。一般希望白细胞尽快上升,所以用药量应当较大,不良反应也会比较明显。GM-CSF 对有粒细胞低下并有感染的患者疗效较好。一次体温超过 38.3℃,或者在 38℃ 水平持续 1 小时,同时中性粒细胞的绝对计数低于 $0.5 \times 10^9/L$ 就称为中性粒细胞减少性发热,是感染的重要临床表现,适宜使用 G-CSF,升高白细胞对抗感染。

3. 化疗引起的重要脏器损伤及处理

常导致肾功能损伤的化疗药有顺铂、甲氨蝶呤、环磷酰胺等。其中以顺铂最明显,一般发生于给药 24 小时后,3～7 天最明显,约 2 周可恢复,肾损伤的严重程度与顺铂剂量成正比。大量水化及利尿可明显减轻顺铂的肾毒性,这就是为什么在使用顺铂前和使用时需要大量输液并加用利尿剂的原因。并且,由于大量补液和利尿很容易导致水、电解质紊乱,故治疗过程中需要检测血电解质变化,必要时需予以纠正。甲氨蝶呤大剂量使用可引起急性肾毒性，处理办法是水化和碱化尿液。

化疗引起的肝功能损害有 3 种形式：① 肝细胞性的功能障碍（中毒性肝炎）；② 静脉闭塞性疾病；③ 慢性肝纤维化。临床表现为 ALT、AST 以及总胆红素的升高，但多为可逆性，停药或给予保肝药后可恢复。预防方法：① 用药前后检查肝功能；② 过去患过肝炎或肝功能不正常者慎用化疗药物；③ 严格选择化疗适应证，尽量少用或不用严重损害肝功能的药物；④ 化疗期间使用保肝药物。

导致心脏毒性的化疗药物主要是蒽环类药物（如多柔比星、表柔比星），这类药物可引起充血性心力衰竭、心律失常、心包炎、心肌缺血和心肌梗死等。心脏毒性与剂量有关，当总剂量大于 450 mg/m^2 及 900 mg/m^2 时，心脏毒性明显增加。

防止化疗对心脏的毒性应注意：① 化疗前应了解患者有无心脏病史，检查心电图，掌握用药适应证；② 严格控制用药剂量，如多柔比星目前推荐剂量不超过 450 mg/m^2，表柔比星不超过 900 mg/m^2；③ 选用改进换代产品，如多柔比星的换代产品表柔比星对心脏毒性较小；④ 通过放射性核素和心脏彩超监控患者左心室射血分数，特别是老人、有心脏病史者或胸部放疗的患者均属心脏毒性增加的高危人群。

乳腺癌的放射治疗

● 乳腺癌放射治疗原理是怎样的？

放射治疗简称放疗，是指利用放射性核素放射出的射线、X 线治疗机产生的普通 X 线、加速器产生的高能 X 线，还有各种加速器所产生的电子束、质子、快中子、负 π 介子以及其他重粒子等来治疗癌症的治疗方法。

这些射线都具有不同程度的组织穿透能力。当射线穿过人

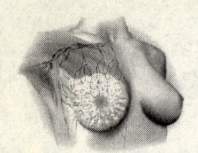

体组织细胞时,使细胞内部发生电离,破坏细胞内部成分,特别是作用于 DNA,使 DNA 的单链和双链断裂,造成 DNA 损伤,从而抑制或杀灭肿瘤细胞,以达到治疗肿瘤的目的。而正常组织因对放射线相对不敏感且具备再修复能力而得以"幸免"。在全部恶性肿瘤中,约 45% 的患者可以被治愈,其中 18% 是经放射治疗治愈的。约 70% 的恶性肿瘤患者在其治疗过程中需行放射治疗。

● 乳腺癌放射治疗技术有哪些?

放射治疗已有 100 多年的历史。最初仅采用镭针进行乳腺癌组织间放疗,其疗效很差。20 世纪 20 年代,X 线机问世,为乳腺癌放射治疗提供了新工具,但是由于普通 X 线能量低,皮肤反应大,大剂量照射导致正常组织不可逆的损伤。同时,由于乳腺癌需要照射的范围较大,难以达到均匀和适量的射线剂量分布。50 年代之后,^{60}钴、高能 X 线、高能电子束的相继发展,使照射的局部肿瘤可以获得较高剂量,周围正常组织受损减少,疗效亦明显提高。

乳腺癌放射治疗技术经历了从常规模拟、二维计划到 CT 模拟、三维与调强治疗的变革。乳腺磁共振成像(MRI)和 CT 等影像学技术在乳腺癌放疗靶区的确定方面发挥着重要作用,准确的定位不仅可以使肿瘤残腔得以照射完全,还可以避免周围正常组织遭受不必要的照射,从而降低放疗副作用;移动式加速器电子线术中放疗技术使得术中放疗技术得到完善。随着放射治疗的设备和技术的发展、改进,放射治疗已成为乳腺癌局部治疗的常用方法之一。根据病情严重程度、放疗目的与时机,放疗可分为根治性放疗、姑息性放疗、术前放疗、术中放疗及术后放疗等。

● 哪些患者需要接受术后辅助放疗?

2010 年版美国国立综合癌症网(NCCN)乳腺癌诊疗指南中术后辅助放疗的基本适应证如下:

(1) 保留乳房手术后的患者均应接受辅助放疗;

（2）切除乳房的患者，如果有 4 个及以上淋巴结转移，应行胸壁＋锁骨上放疗并考虑行内乳放疗；

（3）切除乳房的患者，如果有 1～3 个淋巴结转移，强烈推荐患者行胸壁＋锁骨上放疗并考虑行内乳放疗；

（4）切除乳房的患者，如果没有淋巴结转移，但是肿瘤＞5 cm 或者切缘阳性，应行胸壁放疗；

（5）切除乳房的患者，如果没有淋巴结转移，肿瘤≤5 cm，而且切缘距离肿瘤＜1 mm，则可以考虑胸壁放疗；

（6）切除乳房的患者，如果没有淋巴结转移，肿瘤≤5 cm，而且切缘距离肿瘤＞1 mm，则不必放疗。

● 哪些患者应该接受术前新辅助放疗？

（1）原发灶较大，估计直接手术有困难者；
（2）肿瘤生长迅速，短期内明显增长者；
（3）原发灶局部皮肤水肿明显，或有胸肌粘连者；
（4）腋窝淋巴结较大或与皮肤及周围组织粘连明显者；
（5）应用术前新辅助化疗或新辅助内分泌治疗而肿瘤退缩不理想者；
（6）争取手术切除的炎性乳腺癌患者。

● 哪些复发转移性乳腺癌患者应该接受放疗？

乳腺癌乳房切除后局部复发的患者常需考虑放疗。乳腺癌术后局部复发常常发生于同侧胸壁、锁骨上、腋窝或内乳区域。根治术后出现局部复发，往往提示疾病有全身播散的倾向，这时候必须先进行全面的检查，比如对侧乳房 B 超、钼靶、磁共振，腹部（肝、胆、胰、脾、肾、子宫、卵巢）B 超、胸部 CT 平扫、骨扫描等，以明确全身其他各系统器官、组织有没有转移。如果仅有局部复发，可以考虑使用手术或放疗等局部治疗手段；如果疾病已经累及到了全身其他系统器官、组织，此时应以全身性治疗为主，比如

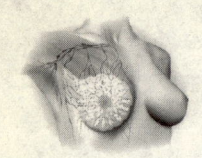

化疗、内分泌治疗、靶向治疗等；如果全身性治疗有疗效，则可在继续维持全身性治疗的同时加用局部放疗，以杀灭局部肿瘤细胞；如果全身治疗后疗效并不明显，此时也可采用局部放疗的方法姑息性减轻症状。

乳腺癌术后骨转移的患者也常需考虑放疗。对乳腺癌患者而言，乳腺癌手术后的5年内是复发转移的高危险期，以术后1～3年风险最高。乳腺癌一旦出现转移，治疗难度将大大增加，可能因此威胁患者的生命。在乳腺癌的转移部位中，骨骼是最常见的部位之一。乳腺癌骨转移是指乳腺癌细胞通过血液循环转移到骨骼，并造成骨质破坏。骨痛、骨损伤等骨相关事件及生活质量下降，都是乳腺癌骨转移常见的并发症。骨转移多发生于肋骨、胸骨、胸椎、腰椎等部位。治疗乳腺癌骨转移的方法很多，包括化疗、内分泌治疗、靶向治疗等全身性综合治疗，双膦酸盐类药物防治骨折、骨痛等骨相关事件，当然还包括放射治疗。

放射治疗是乳腺癌骨转移有效的姑息性疗法，其主要作用是缓解骨痛和减少病理性骨折的风险，包括体外照射和放射性核素治疗两种。体外照射是骨转移姑息治疗的常用方法，适应证为：有症状的骨转移性病灶，用于缓解疼痛和恢复功能；可能造成病理性骨折的病灶，特别是承重骨上的病灶；可能造成脊髓压迫的病灶。放射性核素治疗可有效缓解广泛性骨转移导致的骨痛，但是易造成骨髓抑制，故其适应证较严格，仅适用于全身广泛性骨转移患者。

放疗对于缓解骨痛具有一定疗效，但起效可能较慢，需1～2个月，故对于放疗显效前的骨痛患者，可考虑根据疼痛程度适当给予止痛药物对症治疗。

● 放射治疗的时机与治疗时间如何？

1. 术后放疗

放射治疗应在术后2～12周开始。很多化疗药物有放疗增敏作用，但是由于乳腺癌同步放、化疗存在损害美容效果、加重心肺毒副作用的可能性,所以在乳腺癌的治疗中,同步化、放疗很少应用,如需行全身性辅助化疗,应在完成所有疗程的化疗后,尽早接受放疗。

术后放疗一般为每周放疗 5 天,周一至周五,每天接受照射 1 次,每次照射剂量约为 2 Gy,周六、周日为放疗间歇休息期。每周如此,持续放疗 5～7 周。

2. 乳腺癌术后局部复发的放疗

经过全面的检查,一经明确为乳腺癌局部复发,而且没有放疗禁忌证,患者即可开始接受局部放疗。乳腺癌术后局部复发的好发部位为锁骨上、胸壁、腋窝、内乳。放射治疗可以覆盖其淋巴结区域及亚临床转移灶。放疗根据放射野的大小可分为广泛野照射和局部野照射。所谓广泛野是指胸壁和锁骨上、下区大范围照射,局部野是指病灶外 2～3 cm 范围。研究表明,放疗采用广泛野照射的局部复发率低于采用局部野者。照射剂量 6 000～7 000 Gy,分 30～35 次完成,放疗时间为 6～7 周。

乳腺癌骨转移时,如果有放疗的适应证而且没有放疗禁忌,也应该尽早放疗。骨转移姑息性放射治疗的体外照射常用剂量及分割方法有 3 种方案:① 300 cGy/次,共 10 次;② 400 cGy/次,共 5 次;③ 800 cGy/次,单次照射。全身放射性核素治疗骨转移的止痛作用、显效时间及止痛作用持续时间等疗效与体外照射疗效相似,^{89}锶是目前临床上用于骨转移内照射治疗最常用的放射性核素。

● 乳腺癌放疗的不良反应有哪些?

常见的放疗并发症包括:放射性皮炎、放射性肺炎(肺纤维化)、上肢水肿、心脏毒副反应、骨髓抑制等。

1. 放射性皮炎

放射性皮炎是指因放射治疗导致的皮肤炎性反应。凡是接触或应用放射线如 X 线、β 射线、γ 射线等照射时,由于防护不严,或用量不当,或短时间内接受大剂量放射线时,未严格掌握指征、

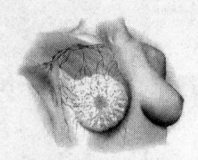

控制照射剂量，及癌症患者反复接受放射治疗，使照射范围过大，均可引起放射性皮炎。

放射性皮炎根据其皮肤损伤程度和范围，可分为4度。Ⅰ度：毛囊性丘疹与脱毛反应，患者肤色外观通常正常，或仅有轻微色素沉着；Ⅱ度：红斑反应，皮肤局部瘙痒、疼痛、烧灼感，可有轻度水肿；Ⅲ度：水疱反应，皮肤瘙痒剧烈、烧灼感，伴疼痛明显，水疱破溃后可形成糜烂面，有渗液；Ⅳ度：坏死溃疡反应。

2. 放射性肺炎（肺纤维化）

放射性肺炎是指因胸部肿瘤，如乳腺癌接受放射治疗后，在放射野内的正常肺组织受到放射性损伤，表现出的炎性反应。

轻者可无明显症状，多于放疗后2~3周出现症状，常有刺激性干咳，伴气急、心悸或胸痛，不发热或低热，偶有高热。气急症状可随肺纤维化加重而进行性加剧，容易发生呼吸道感染，从而加重呼吸道症状。

3. 上肢水肿

乳腺癌患者经过手术和放射治疗后，一部分人的患侧上肢会发生肿胀。这是因为乳腺癌手术和放疗会损伤局部的淋巴管，使正常的淋巴回流受阻，上肢就会逐渐肿胀起来。大约半年后，乳腺癌手术引起的患侧上肢水肿会逐渐减退。但是，如果受到手术、放疗的双重影响，上肢水肿可能会存在较长一段时间。

4. 骨髓抑制

由于骨髓和淋巴组织对放射线高度敏感，一般在放疗开始后的第2周出现白细胞、血小板计数下降，可没有明显的临床症状，或仅表现为疲软乏力、易感染（如感冒等）、皮肤易出现瘀点瘀斑、皮肤创面难愈合等。

● 如何预防及处理放疗的不良反应？

1. 放射性皮炎

轻度者一般无需处理；有红斑者可局部湿敷，或遵医嘱局部外用消炎抗过敏软膏；出现渗液、糜烂者，可给予硼酸水、碘伏等湿敷外涂；出现水疱进而发生溃疡者，可接受激光等物理疗法。

放疗期间，宜穿着柔软、全棉内衣；淋浴时用温水和柔软毛巾轻轻蘸洗，避免用力擦洗局部皮肤，禁用肥皂等刺激性洗浴用品，避免热水浸浴；避免冷、热刺激，如热敷、冰袋等；应注意保持照射野皮肤的清洁与干燥；局部皮肤勿用化妆品，不可粘贴胶布。

2. 放射性肺炎（肺纤维化）

治疗以对症治疗为主，早期应用糖皮质激素有效，轻者口服泼尼松或地塞米松，重症者可静脉滴注地塞米松，并给予吸氧以改善低氧血症状态。如合并肺部感染，需合理使用敏感抗生素抗感染治疗。

本病关键在于预防，家人应给予患者积极的心理疏导，使其保持良好的精神状态，并观察患者的呼吸次数及深浅情况，其预防措施主要由放疗医师掌握：严格控制放射剂量、控制放射野、选择适当的照射速度等。患者可以做到的就是，尽早诊断、治疗，阻断病程的进展。

3. 上肢水肿

术后当切口愈合后即可以开始做肘、腕、手部的运动，尽可能活动患侧上肢，促进淋巴回流，或将患侧上肢沿着墙壁慢慢向上举。尽可能不在患侧上肢输液、抽血、测血压等。生活中应注意患侧上肢不要提取重物，避免蚊虫叮咬，衣服袖口应宽松，以免影响局部淋巴回流、血液回流。平时还应注意预防患侧上肢感染，特别是在放疗后的最初阶段，一旦患侧上肢不小心受伤，应及时消毒、包扎，防止其发生炎症，并由此诱发或加重上肢水肿，甚至更为严重的并发症。

4. 骨髓抑制

定期复查血常规，如血白细胞降低明显，可予以药物升白细胞治疗，如粒细胞集落刺激因子、中药制剂等。

平时除了饮食方面应注意充足的营养与丰富的维生素外，还

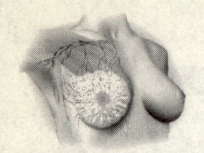

可借鉴中药食补方法。同时必须注意防止感染和出血,出现任何不适症状,应及时至医院就诊。

乳腺癌的内分泌治疗

● 乳腺癌内分泌治疗原理是怎样的?

正常乳腺上皮细胞含有多种激素受体,如雌激素受体(ER)、孕激素受体(PR)、雄激素受体(AR)等。雌激素(E)在大部分乳腺癌的发生发展中起着至关重要的作用。雌激素通过与雌激素受体结合形成 E-ER 二聚体,然后通过各种途径直接或间接参与细胞的转化、生长及肿瘤细胞的转移、生存和肿瘤血管的形成。

当乳腺上皮细胞发生恶变时,可以转变为非激素依赖性乳腺癌细胞或激素依赖性乳腺癌细胞。激素依赖性乳腺癌细胞可以部分或完全保留正常的雌激素受体系统,即肿瘤细胞中雌激素受体的功能与正常乳腺细胞相似,也接受体内雌激素调节。对于这部分患者而言,只要阻断其雌激素的合成、雌激素与雌激素受体的结合、结合后的各种转导途径等发挥雌激素调节癌细胞功能上所必须的任何一个环节,都将发挥一定的治疗作用。

乳腺癌内分泌治疗的机制就是改变激素依赖性乳腺癌生长所需要的内分泌环境,使癌细胞的增殖停止,从而抑制肿瘤的生长。体内雌激素产生的部位与绝经状态有关。绝经前女性的雌激素主要由卵巢产生,卵巢分泌雌激素和孕激素。绝经后女性卵巢萎缩、功能衰退,雌激素主要通过肾上腺分泌,肾上腺可以分泌雌激素(当卵巢功能正常时分泌较少,卵巢功能衰退时分泌量增加)和雄激素。因雌激素和可能的其他激素能刺激乳腺肿瘤生长,所以阻断雌激素的合成、降低雌激素水平和部分或全部阻断雌激素受体活性等方法,可以达到治疗乳腺癌的目的。ER 阳性且 PR 阳性的患者,50%~65%对内分泌治疗有反应;ER 阳性或

PR 阳性的患者有效率稍低；而 ER 阴性和 PR 阴性的患者对内分泌治疗的反应性低于 5%～10%。

● 哪些患者适合接受内分泌治疗？

目前临床主要的乳腺癌内分泌治疗包括：新辅助内分泌治疗、术后辅助内分泌治疗和复发转移乳腺癌的解救性内分泌治疗。无论是术前、术后抑或是复发转移后的内分泌治疗，都应以组织病理学为基础。

根据 2010 年版美国国立综合癌症网(NCCN)乳腺癌诊疗指南，适合接受内分泌治疗的乳腺癌患者如下：

1. 必须接受内分泌治疗的乳腺癌患者

(1) 组织病理学提示为浸润性乳腺癌，ER 阳性和(或)PR 阳性，原发肿瘤大小为 0.6～1.0 cm，中(低)分化，或有不良预后因素(不良预后因素指：脉管癌栓、高核分级、高组织学分级)，且腋窝淋巴结阴性或腋窝淋巴结转移灶≤2 mm；

(2) 组织病理学提示为浸润性乳腺癌，ER 阳性和(或)PR 阳性，原发肿瘤≥1.0 cm，且腋窝淋巴结阴性或腋窝淋巴结转移灶≤2 mm；

(3) 组织病理学提示为浸润性乳腺癌，ER 阳性和(或)PR 阳性，且腋窝淋巴结阳性(指：≥1 个同侧腋窝淋巴结有 1 个或更多个>2 mm 的转移灶)；

(4) 组织病理学提示为组织学类型良好的乳腺癌，如管状癌、黏液癌，ER 阳性和(或)PR 阳性，腋窝淋巴结阴性或腋窝淋巴结转移灶≤2 mm，且原发肿瘤≥3 cm；

(5) 组织病理学提示为组织学类型良好的乳腺癌，如管状癌、黏液癌，ER 阳性和(或)PR 阳性，且淋巴结阳性(指：≥1 个同侧腋窝淋巴结有 1 个或更多个>2 mm 的转移灶)。

2. 可以接受内分泌治疗的患者

(1) ER 阳性和(或)PR 阳性小叶原位癌患者；

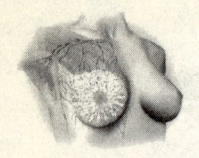

(2) ER 阳性和(或)PR 阳性导管原位癌患者保乳术后;

(3) 组织病理学提示为浸润性乳腺癌,ER 阳性和(或)PR 阳性,腋窝淋巴结转移灶≤2 mm,且原发肿瘤微浸润≤0.1 cm 或原发肿瘤≤0.5 cm;或原发肿瘤大小为 0.6~1.0 cm,高分化,无不良预后因素(不良预后因素指:脉管癌栓、高核分级、高组织学分级);

(4) 组织病理学提示为组织学类型良好的乳腺癌管状癌,如管黏液癌,ER 阳性和(或)PR 阳性,腋窝淋巴结阴性或腋窝淋巴结转移灶≤2 mm,且原发肿瘤大小为 1.0~2.9 cm;

(5) 既往未使用过抗雌激素药物治疗者,可试用他莫昔芬(三苯氧胺)或托瑞米芬,作为二线治疗方案。

● 内分泌治疗药物有哪些?

乳腺癌内分泌治疗根据其作用机制可分为 3 类:选择性雌激素受体调变剂(SERM)、芳香化酶抑制剂(AI)和卵巢去势。

1. 选择性雌激素受体调变剂

SERM 主要分为 3 类:① 雌激素衍生物,如他莫昔芬(三苯氧胺);② 其他非甾体类复合物,如雷洛昔芬;③ 甾体类复合物,如氟维司群。目前临床上常用的乳腺癌内分泌治疗的 SERM 主要是他莫昔芬(三苯氧胺)和托瑞米芬。

2. 芳香化酶抑制剂

芳香化酶是雌激素合成过程中的最后一个关键酶,能把雄烯二酮和睾酮转化为雌酮和雌二醇。绝经前女性体内的雌激素主要由卵巢直接合成,也有经其他途径如脂肪、肌肉、皮肤等外周组织合成。绝经后女性卵巢功能减退,主要是通过外周组织中的芳香化酶把肾上腺合成并释放入血的雄激素转化为雌激素,以维持女性正常生理功能。芳香化酶抑制剂(AI)能特异性地与芳香化酶结合,从而阻断雌激素的合成。因此,绝经前女性单独应用芳香化酶抑制剂不能完全阻断雌激素的合成,反而会反馈性刺激卵巢分泌雌激素。目前芳香化酶抑制剂在辅助内分泌治疗方面的应用主要集中在绝经后激素受体阳性的乳腺癌患者。根据上市时间可将芳香化酶抑制剂分为3类：第一代、第二代和第三代，而每一代芳香化酶抑制剂又可分为甾体类和非甾体类。

表5 各代芳香化酶抑制剂的代表药物

	第 一 代	第 二 代	第 三 代
甾体类	睾内酯	福美坦	依西美坦
非甾体类	氨鲁米特	洛太米特 法倔唑	阿那曲唑 来曲唑

3. 卵巢去势

卵巢去势是乳腺癌内分泌治疗中开展最早的治疗方式，在他莫昔芬（三苯氧胺）出现之前，卵巢去势是最常见的乳腺癌辅助内分泌治疗方式。目前卵巢去势方式可分为3类：手术去势、药物去势和放疗去势。顾名思义，手术去势是指通过手术切除双侧卵巢或肾上腺或脑垂体以达到卵巢去势目的；放疗去势是通过放射线照射来达到卵巢去势的目的；只有药物去势的方法是可以通过药物来达到卵巢去势之目的。临床常用的卵巢去势药物主要是黄体激素释放激素（LHRH）类似物，如戈舍瑞林（诺雷德）等。

● 如何选择内分泌治疗药物？

2010年版NCCN乳腺癌诊疗指南中指出，适合接受内分泌治疗的乳腺癌患者选择何种内分泌药物的主要依据是绝经状态，主要包括下列6种情况：

（1）双侧卵巢切除术后；

（2）年龄≥60岁；

（3）年龄＜60岁，且FSH、E_2水平在绝经后范围内；

（4）正在接受LH-RH激动剂或拮抗剂治疗的患者无法判定是否绝经；

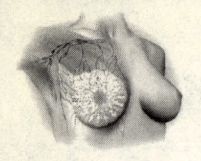

(5) 正在接受辅助化疗的绝经前女性，停经不可作为判断绝经的依据；

(6) 因为尽管患者在化疗后会停止排卵或无月经，但卵巢功能仍可能正常或有恢复可能，对化疗引起的无月经女性，如考虑使用芳香化酶抑制剂，则需行卵巢去势或连续多次检测 FSH、E_2 水平，以确保患者处于绝经后状态。

对于 ER 阳性和(或)PR 阳性的绝经前乳腺癌患者，应口服他莫昔芬 2～3 年，同时可以给予或不予行卵巢去势治疗。口服他莫昔芬满 2～3 年后，需再次评估月经状态：若为绝经后状态，可继续口服他莫昔芬以满 5 年，再口服芳香化酶抑制剂满 5 年，或者在口服他莫昔芬满 2～3 年后直接改服芳香化酶抑制剂 2～3 年或 5 年甚至更长时间；若仍为绝经前状态，则继续口服他莫昔芬至满 5 年，此时再次评估月经状态：若为绝经后状态，则改服芳香化酶抑制剂 5 年；若仍未绝经，则无需接受进一步内分泌治疗。

对于 ER 阳性和(或)PR 阳性的绝经后乳腺癌患者，可选择的内分泌治疗方案包括下列 4 种：

(1) 口服芳香化酶抑制剂 5 年；

(2) 口服他莫昔芬 2～3 年后，改服芳香化酶抑制剂 2～3 年或 5 年甚至更长时间；

(3) 口服他莫昔芬 4.5～6 年，改服芳香化酶抑制剂 5 年；

(4) 如果有芳香化酶抑制剂禁忌证或患者不接受或无法耐受芳香化酶抑制剂，可口服他莫昔芬 5 年。

● 内分泌治疗的不良反应有哪些？

不同的内分泌治疗药物导致的不良反应不尽相同，现介绍常用内分泌药物的常见不良反应。

1. 他莫昔芬(三苯氧胺)

他莫昔芬属于第一代选择性雌激素受体调变剂，它具有雌激素拮抗和雌激素激动的双重作用：在乳腺组织中产生雌激素拮抗作用,而在子宫和骨组织中则产生类雌激素样作用,即一方面他莫昔芬在乳腺组织中可以拮抗雌激素,抑制乳腺癌的生长,另一方面在子宫和骨组织中发挥雌激素样的作用,可以产生子宫内膜增厚等妇科症状,但也可以减少骨痛等围绝经期、绝经后期骨质疏松样症状。

他莫昔芬治疗初期,骨和肿瘤疼痛可一过性加重,继续治疗可逐渐减轻、缓解。少数患者有不良反应,主要包括:

(1) 皮肤:热潮红、皮疹等;

(2) 生殖系统:月经失调、闭经、阴道出血、阴道分泌物增多、外阴瘙痒、子宫内膜增生、子宫内膜异位、子宫内膜息肉、子宫内膜癌等;

(3) 心血管系统:血栓栓塞、缺血性脑血管疾病等;

(4) 眼睛:长时间(17个月以上)大量(每天240~320 mg)使用他莫昔芬可出现视网膜病变或角膜浑浊;

(5) 胃肠道:食欲不振、恶心、呕吐、腹泻等;

(6) 骨髓:偶见血白细胞、血小板计数降低;

(7) 肝功能:偶出现肝功能异常。

上述各项不良反应中,以皮肤热潮红、生殖系统症状和血栓栓塞较为常见。

2. 托瑞米芬(法乐通)

托瑞米芬与他莫昔芬都是雌激素的衍生物,两者有相似的雌激素和抗雌激素活性。同他莫昔芬相比,托瑞米芬有更强的抗动脉粥样硬化的作用,此外,托瑞米芬无影响视力的严重并发症。

托瑞米芬导致的不良反应主要包括:热潮红、皮疹、皮肤瘙痒;阴道出血、阴道分泌物增多、子宫内膜增生、子宫内膜异位、子宫内膜癌;头晕、抑郁等。这些不良反应一般较轻微。罕有患者出现深静脉栓塞和肺栓塞、肝功能异常。

3. 氟维司群(法洛德西)

氟维司群是一种新型甾体类雌激素受体拮抗剂,因其对内分

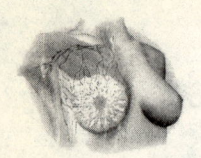

泌治疗抵抗和耐药的患者仍然有效,故该药主要应用于激素受体阳性、他莫昔芬治疗失败的绝经后转移性乳腺癌的治疗。氟维司群作为局部晚期乳腺癌一线内分泌治疗药物的初步临床试验结果显示,氟维司群的疗效与他莫昔芬相近。

该药带来的最常见的不良反应为:胃肠道反应,表现为恶心、呕吐、便秘、腹泻或腹痛等;头痛、背部疼痛;热潮红;咽炎;注射部位可出现一过性的轻微疼痛或炎症;少见血栓栓塞、肌肉酸痛、眩晕、血白细胞计数降低;接受该药治疗的最初 6 周内可能出现阴道出血症状。

4. 来曲唑(弗隆,芙瑞)

每日口服来曲唑 2.5 mg,与药物相关的不良反应发生率为 33%,且不良反应多为轻度或中度,以骨痛、恶心、热潮红、体重增加、头痛较为常见。其他不良反应还包括关节痛、血栓形成、阴道出血、皮疹、水肿、便秘、腹痛、腹泻等。

5. 阿那曲唑(瑞宁得,瑞婷)

阿那曲唑的不良反应通常为轻度或中度,易为患者耐受,主要包括皮肤热潮红、阴道干涩、皮肤油脂分泌过多、皮疹、忧郁、骨痛、关节痛等。

6. 依西美坦(阿诺新,可怡)

此药的主要不良反应有:恶心、口干、便秘、腹泻、头晕、失眠、皮疹、疲劳、发热、水肿、疼痛、呕吐、腹痛、食欲增加、体重增加等。其次文献报道还有高血压、抑郁、焦虑、呼吸困难、咳嗽。其他还有血淋巴细胞计数下降、肝功能指标异常等。在临床试验中,只有3%的患者由于不良反应终止治疗,主要在依西美坦治疗的前 10 周内,由于不良反应在后期终止治疗者并不常见(0.3%)。

● 如何预防及处理内分泌治疗不良反应?

口服内分泌药物期间,对不良反应的预防主要包括下列

5项：

（1）定期妇科门诊随访，复查妇科B超，关注子宫内膜情况；

（2）使用芳香化酶抑制剂的患者，每半年检查骨密度，监测是否存在骨量减少。即使不存在骨质疏松，也应适当补钙，可口服钙片和（或）维生素D，并应适当户外活动，保证一定的阳光照射；

（3）定期监测血脂情况，尤其是有高血压、高脂血症、冠心病（特别是血管支架置入术后）等既往疾病史的患者，并在医师指导下控制血压、血脂，必要时可行血管多普勒超声检查，以明确是否存在血管栓塞；

（4）对既往长期便秘的患者，如口服依西美坦，可考虑口服乳果糖、麻仁丸等缓泻剂，以保持排便通畅；

（5）定期监测血常规、肝肾功能，如有白细胞计数下降或肝肾功能异常者，应及时就诊、治疗。

因乳腺癌内分泌治疗药物导致的不良反应程度基本上为轻到中度，故易被患者耐受，对不良反应的治疗基本仅为对症处理。对于治疗过程中出现的任何不良反应或疑问，患者应及时至医院就诊。

● 什么是乳腺癌去势治疗？

所谓乳腺癌去势治疗是指通过各种卵巢去势的方法治疗乳腺癌，目的在于去除绝经前女性雌激素的主要来源。卵巢去势是乳腺癌内分泌治疗中开展最早的治疗方式。早在1896年，苏格兰医师Beatson首次报道了采用双侧卵巢切除术治疗3例局部晚期乳腺癌，其中2例患者的肿瘤出现退缩现象，开启了乳腺癌卵巢去势治疗的研究与临床应用。在他莫昔芬出现之前，卵巢去势是最常用的乳腺癌辅助内分泌治疗方法。研究表明，受体阳性的绝经前早期乳腺癌患者，无论是否存在淋巴结转移，卵巢去势均可提高生存率。

乳腺癌去势治疗包括手术去势、放疗去势和药物去势3种方

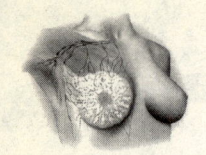

式。其中手术去势的方法有3种：① 双侧卵巢切除术；② 肾上腺切除术；③ 脑垂体切除术。肾上腺切除术及脑垂体切除术主要应用于绝经后和卵巢切除术后的女性，进一步降低雌激素的水平。因其手术并发症较多，且目前已被芳香化酶抑制剂取代而极少使用。放疗去势的主要优势在于可以使患者避免手术，但其疗效不如双侧卵巢切除术，有报道提示约13%接受放疗去势的患者会恢复月经。另外，与双侧卵巢切除术相比，放疗去势后患者雌激素水平下降速度较缓慢。此外，盆腔放疗会产生长期的放射不良反应，这些都限制了放疗去势的应用。

● 哪些患者需要去势治疗？

如前文所述，对于ER阳性和(或)PR阳性的绝经前乳腺癌患者，应口服他莫昔芬2~3年，同时可以给予或不予行卵巢去势治疗。

若患者为绝经前期或围绝经期，但是由于种种原因无法接受他莫昔芬治疗（药物过敏或无法耐受的药物不良反应，如子宫内膜增生甚至子宫内膜癌等），则这部分患者可行卵巢去势治疗后改服芳香化酶抑制剂。

即使是无明显他莫昔芬不良反应的绝经前期或围绝经期患者，也可以在接受他莫昔芬治疗的同时行卵巢去势治疗。国外研究表明，卵巢去势联合他莫昔芬治疗绝经前乳腺癌的无病生存率显著高于单用他莫昔芬。

● 去势治疗的方法和不良反应如何？

目前临床上应用较多的卵巢去势药物为戈舍瑞林（诺雷德）。它是一种长效的注射用促黄体激素释放激素类似物（LHRHa），每28天腹壁皮下注射1次，每次注射3.6 mg。其不良反应主要包括：皮疹、偶见皮下注射部位的轻度肿胀、潮红、出汗、性欲减退、头痛、情绪变化、阴道干燥等。一般症状较轻，无需因此而停药。

卵巢去势后可出现围绝经期和绝经后症状,如月经紊乱(逐渐绝经)、面部潮红、情绪易激动、头痛、水肿、高血压、骨质疏松等。

乳腺癌的靶向治疗

● 乳腺癌靶向治疗的原理是怎样的?

随着分子生物学的迅速发展,人们对乳腺癌的发生、发展机制有了更深入的了解,人们认识到,肿瘤之所以和正常组织有不同的生长方式,能侵袭转移,是由于肿瘤细胞中基因表达的失调所致,这些基因称作癌基因和抑癌基因。生物靶向治疗正是利用肿瘤细胞可以表达,而正常细胞很少或者不表达的特定基因或者基因表达产物作为靶点来研制针对性的药物,最大程度地杀伤肿瘤细胞而对正常细胞损伤很小。

乳腺癌的生物靶向治疗有很多种类,包括针对表皮生长因子受体的靶向治疗、抗血管生成的靶向治疗、基因治疗,等等,以下重点介绍治疗中最常用、研究较为透彻的针对人表皮生长因子受体(HER-2)基因过度表达的靶向治疗。

HER-2基因也称作neu基因或者C-erbB-2基因,它表达的HER-2蛋白属于人类表皮生长因子受体家族。HER-2蛋白位于细胞膜上,其细胞内部分具有激酶的作用。HER-2基因在正常组织中也有表达,但乳腺癌中可发生突变,主要表现为基因扩增以及HER-2蛋白的过度表达。当过度表达的HER-2蛋白被激活或者自身激活时,可以发挥其胞内激酶活性,启动下游基因表达,导致细胞的增殖及恶性转化。

20%~30%的原发性浸润性乳腺癌患者可以发现HER-2的基因扩增和(或)HER-2蛋白的过度表达。HER-2的高表

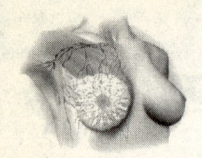

达与肿瘤细胞的高转移活性密切相关。HER-2蛋白高表达的乳腺癌多为雌激素受体阴性,淋巴结转移阳性的低分化癌,这种患者疾病复发或转移的可能较大,无病生存率和总体生存率都较低。

既然HER-2在乳腺癌的发生发展中具有这么重要的作用,如何针对HER-2进行治疗呢?曲妥珠单抗,即赫赛汀,便是针对HER-2蛋白研发的靶向治疗药物,也是第一个在乳腺癌中应用的生物靶向单克隆抗体。曲妥珠单抗是通过转基因技术合成的抗HER-2蛋白单克隆抗体。对HER-2高表达乳腺癌的治疗作用主要通过两条途径:① 曲妥珠单抗与HER-2蛋白有很好的亲和力,并能有效产生抗体依赖性细胞介导的细胞毒作用和细胞介导的细胞毒作用,从而抑制高表达HER-2蛋白的肿瘤细胞的生长,而对正常表达的细胞没有影响;② 曲妥珠单抗能特异性结合HER-2蛋白的细胞外部分,抑制HER-2蛋白激酶的活性,阻断了其他基因的表达,从而达到抑制肿瘤增殖的目的。

● 乳腺癌靶向治疗有何意义?

曲妥珠单抗的出现,对HER-2阳性晚期乳腺癌患者的治疗具有重要意义。早期的曲妥珠单抗单药应用于HER-2高表达的复发转移乳腺癌治疗的临床研究显示,曲妥珠单抗的总体有效率约15%,并且比二线和三线的化疗药物治疗具有更长的治疗反应时间。另外一项包括了近500例转移性乳腺癌患者的研究发现,曲妥珠单抗与常规化疗合用比单用化疗能更明显地延长总体生存期和疾病的缓解期,使死亡风险性下降20%。

多项国际大型临床研究显示,曲妥珠单抗辅助治疗1年可以使乳腺癌复发风险下降24%~51%,死亡风险下降15%~37%。美国国立综合癌症网(NCCN)2010年版乳腺癌治疗指南中已经将含有曲妥珠单抗的化疗方案作为HER-2阳性,肿瘤>1 cm患者的一类推荐方案。

● 哪些患者需要靶向治疗？

曲妥珠单抗仅对于HER-2过度表达的乳腺癌患者才能发挥治疗作用，因此正确判断HER-2的表达情况是进行曲妥珠单抗治疗的重要前提条件，只有HER-2阳性的患者才需要接受曲妥珠单抗治疗。

临床中有两种常用的检测方法：免疫组织化学检测法（IHC）和荧光原位杂交法（FISH检测）。

免疫组织化学检测法是在肿瘤的石蜡标本切片上使用一种HER-2蛋白的抗体，通过连接一种显色分子显色，可在显微镜下进行观察评分。评分的标准为0～3＋的数量级评分，即通常在术后病理报告中看到的HER-2(－)、(＋)、(＋＋)、(＋＋＋)。(－)代表HER-2不表达；(＋)代表HER-2低表达；(＋＋)代表HER-2中度表达；(＋＋＋)代表HER-2过度表达。根据美国临床肿瘤学会和美国病理医师会的标准，HER-2(＋＋＋)才能定义为HER-2阳性，HER-2(－)或(＋)则认为HER-2阴性，不必使用曲妥珠单抗治疗。对于HER-2(＋＋)的患者HER-2蛋白的表达情况暂不能明确，那么HER-2(＋＋)的患者是否可以采用曲妥珠单抗治疗呢？这时就需要进行荧光原位杂交检测(FISH)重新评定HER-2基因的扩增情况。FISH结果用于预测曲妥珠单抗治疗效果的可靠性比免疫组化更佳。一项包括了3 568例患者的临床研究显示，免疫组化(＋)的患者进行FISH检查后发现只有4.3%的患者为阳性；免疫组化(＋＋)的患者FISH阳性率为21.4%；免疫组化(＋＋＋)的患者FISH阳性率为90.7%。可以看出在免疫组化(＋＋＋)的患者中FISH的结果与免疫组化的结果具有较好的一致性，而免疫组化(＋＋)与FISH的符合率较低，故免疫组化HER-2(＋＋)的患者如果FISH结果为阳性，才能证明HER-2基因过度扩增，可以接受曲妥珠单抗治疗，反之则不需要进行曲妥珠单抗的治疗。

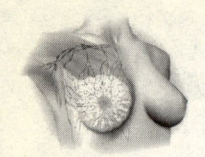

对于免疫组化结果中HER-2(++)的患者来说,是不是如果不想接受曲妥珠单抗治疗就没有必要再次进行FISH检测了呢?答案是否定的。因为HER-2的表达情况不仅决定是否需要进行曲妥珠单抗治疗,而且对于肿瘤的预后判断、疗效预测都有着重要的价值。HER-2与肿瘤大小、淋巴结状况、激素受体等因素一样,是一个重要的危险评估标志。HER-2的高表达与肿瘤细胞的高转移活性密切相关;HER-2可以作为淋巴结阴性患者判断预后的独立预测因子,HER-2高表达者预后不佳;HER-2还可以作为预测蒽环类化疗药物疗效的指标,HER-2阳性患者对于蒽环类化疗药的敏感性好但对烷化剂药物的化疗不敏感;对于内分泌治疗来说,HER-2的过度表达往往与激素受体低表达,内分泌治疗不敏感或者耐药相关。因此,对于HER-2(++)的患者来说,即便不打算使用曲妥珠单抗治疗,进一步通过FISH检测明确HER-2的真实表达水平,对于选择治疗方案、评判预后也有着非常重要的价值。

明确了HER-2的表达情况后,是不是所有HER-2过度表达的患者都必须接受曲妥珠单抗的治疗呢?对于HER-2阳性复发转移的晚期乳腺癌,含有曲妥珠单抗的联合化疗方案已经成为推荐治疗方案;而对于早期的HER-2阳性患者来说,是否曲妥珠单抗治疗要根据其他预后风险因素综合考虑。根据多项临床研究的结果,HER-2阳性的浸润性乳腺癌中,淋巴结阳性的患者在化疗后序贯使用曲妥珠单抗可以明显改善预后。而淋巴结阴性、HER-2阳性的浸润性乳腺癌患者,则需根据肿瘤大小来区分对待,肿瘤≥1 cm的患者使用曲妥珠单抗治疗仍可获得确定的改善,而肿瘤≤1 cm的患者的疗效尚不确定,有专家推荐,肿瘤大小介于0.6~1 cm、淋巴结阴性、ER阴性的患者可使用曲妥珠单抗治疗,但根据尚不十分充分。

● 靶向治疗的方案和疗程如何?

美国国立综合癌症网(NCCN)2010年版乳腺癌治疗指南中

推荐的含有曲妥珠单抗的常用辅助治疗方案有如下几种：

推荐方案：AC→T＋曲妥珠单抗1年(多柔比星/环磷酰胺，序贯紫杉醇＋曲妥珠单抗)；TCH(多西他赛/卡铂/曲妥珠单抗)。

可选方案：AC→多西他赛＋曲妥珠单抗1年；密集AC→密集紫杉醇＋曲妥珠单抗1年。

关于曲妥珠单抗的使用的时间现在有1年、9周、2年3种方案，但是根据已有的临床研究结果，1年期的使用方案仍旧是目前最为推荐的，9周方案的疗效并不比1年期的差，而2年期的方案仍在进行临床研究中。

● 靶向治疗需注意的事项有哪些？

曲妥珠单抗虽然是乳腺癌的靶向治疗药物，但是仍有一定的副作用。

1. 输液反应

指输液后出现的发热反应、变态(过敏)反应、急性肺水肿、局部静脉炎等，以发热反应最常见。第一次输注时，约40%患者会出现，通常包括寒战和(或)发热等症状一般为轻或中度，很少需停用。对于这一副作用的处理可以使用解热镇痛药(对乙酰氨基酚)、抗组胺药(苯海拉明、异丙嗪)等，基本可以缓解。

2. 心脏毒性

曲妥珠单抗突出的毒副作用为心脏毒性，发生率为3%～27%。下列情况会增加心脏毒性发生的可能：同时使用蒽环类药物、年龄≥60岁、既往使用多柔比星总量≥450 mg/m²、表柔比星总量≥900 mg/m²、接受胸壁放疗、已有心功能不全。所以患者在用药前要进行心血管功能的评估，既往有心血管疾病，如高血压、冠状动脉疾病和心瓣膜病患者用药需谨慎。用药期间要注意是否出现以下症状：心慌乏力、呼吸困难、咳嗽增加、夜间阵发性呼吸困难、四肢水肿等。如果有这些症状，提示心脏功能减退，

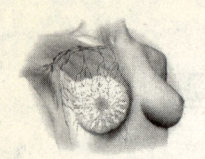

需及时就医,调整用药。心电图和测定左心室射血分数(LVEF)是早期发现心功能不全的有效方法。心脏彩超的检测在用药开始后需每3个月检查1次,检测9个月,之后可每6个月检查1次至3年,重点观测左心室射血分数。与蒽环类药物,如表柔比星相比,曲妥珠单抗的心脏毒性不具有剂量累积效应,也就是说并非用量越大心脏毒性发生的可能性越大。另外,曲妥珠单抗的心脏毒性是可逆的,停药一段时间后部分患者的心功能可以恢复,但蒽环类的心脏毒性不可逆。

3. 中断治疗或者停药的情况

当出现Ⅲ～Ⅳ度非血液学毒性和无症状性心功能衰竭(LVEF<45%或<50%且与基础值相比下降>10%)需推迟下一次用药时间,待症状缓解。如果延迟时间超过5周或者恢复用药后严重不良反应再次发生或者出现有症状性心功能衰竭,或者LVEF<45%,或<50%且下降>10%,则需停药。

4. 对于特殊人群中的使用

不用于孕期妇女;治疗期间应避免母乳喂养;老年人无需减量;因为缺乏相关有效性及安全性临床研究,18岁以下患者不推荐使用。

乳腺癌的中医治疗

中医治疗作为乳腺癌综合治疗的一部分贯穿乳腺癌治疗的全过程,通过辨证论治改善乳腺癌患者的生存质量,减轻放、化疗的毒副作用,调节免疫功能,抑制肿瘤生长,从而延长患者的生存期。

● 中医对乳腺癌是如何认识的?

中医典籍中多将乳腺癌称为"乳岩",凡结块如石、溃后状似岩洞者称曰"岩",而患生于乳房者称为"乳岩"。

● 乳腺癌中医如何辨证分型及治疗?

临床上,根据患者的阴阳、气血、脏腑、经络等方面的不同病理变化,可将乳腺癌分为肝气郁结型、冲任失调型、毒热蕴结型和气血亏虚型。

(1) **肝气郁结型**:为乳岩早期,以肝郁脾虚、血瘀痰凝为病理特点。表现为由情志不畅所引起的乳房肿块,初起可有乳房胀痛,甚而牵连两胁作胀,多伴有急躁易怒,口苦咽干,头晕目眩,舌质红,舌苔薄白或薄黄,脉弦有力等症状。

治疗可用逍遥丸加减,方药如下:瓜蒌 30 g、当归 9 g、赤芍 15 g、柴胡 12 g、白术 9 g、郁金 12 g、香附 9 g、青皮 9 g、枳实 9 g、山慈姑 15 g、八月札 15 g、夏枯草 20 g。气滞血瘀见乳房结块胀痛者加留行子、元胡、炮山甲等;大便干结可加制大黄。

(2) **冲任失调型**:为肝郁气滞、肝肾亏虚,气滞血瘀,乳络不畅。表现为乳房结块,坚硬如石,表面不光滑,五心烦热,潮热盗汗,腰膝酸软,月经不调,舌红苔少,脉细无力等症状。

治疗可用知柏地黄汤加减,方药如下:生地 20 g、山萸肉 9 g、知母 9 g、八月札 15 g、莪术 15 g、山慈姑 15 g、石见穿 30 g、蜂房 10 g、川牛膝 15 g、元参 24 g、炙鳖甲 15 g、鸡内金 12 g。如有腹泻便溏则去知母,酌加山药、扁豆;月经不调酌加益母草、制香附。

(3) **毒热蕴结型**:为乳岩中、晚期,热毒浸淫,局部扩散。表现为乳房肿块迅速增大,疼痛,溃破,状如山岩,形似莲蓬,淌水恶臭,伴发热、便秘,舌质暗红或红绛,脉弦数。

治疗可用五味消毒饮合桃红四物汤加减,方药如下:金银花 30 g、蒲公英 30 g、桃仁 9 g、红花 6 g、赤芍 20 g、野菊花 15 g、夏枯草 20 g、蜂房 10 g、元参 15 g、生地 15 g、柴胡 20 g、山慈姑 15 g、生薏苡仁 30 g、制大黄 9 g、皂角刺 30 g。气倦乏力、面色不华者可加生黄芪、白术、当归。

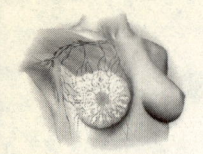

(4) 气血亏虚型：为乳岩晚期，正虚邪实，气阴两亏。表现为乳中结块溃烂，色紫暗，流水臭秽。或与胸壁粘连，推之不动，伴头晕耳鸣，神疲气短，面色苍白，夜寐不安，肌体消瘦，舌质淡，脉细弱。

治疗可用补中益气汤加减，方药如下：黄芪30 g、党参15 g、白术9 g、茯苓15 g、当归9 g、白芍15 g、女贞子15 g、阿胶9 g（烊化）、生薏苡仁30 g、山慈姑15 g、蜂房9 g、仙灵脾15 g、橘叶9 g、柴胡9 g。大便溏薄减当归、女贞子，加山药、扁豆；肿块痛者可加制香附、制没药、元胡；畏寒怕冷者加鹿角霜。

● 乳腺癌术后中医如何辨证治疗？

乳腺癌乃虚实夹杂之顽疾，整体属虚，局部属实，乳腺癌术后亦是如此。乳癌患者因正虚邪入而致病，经手术创伤后气血受损，正气更是受挫，又兼放化疗毒素对残余癌细胞杀伤的同时，正气亦受损严重，故而乳癌术后辨证整体属虚是其根本。另一方面，乳癌手术不仅切除局部之癌灶，还将其最易转移侵蚀的腋淋巴结一并手术切除，然而癌细胞及毒素可能早已侵袭或滞留于血液、蛰伏于脏腑，是为邪滞之一；术后放化疗，其药毒续扰为邪滞之二；患者体内代谢不断产生湿热浊痰、瘀蕴胶结为毒，为邪滞之三，故而"邪滞"亦是乳癌术后辨证之本。由此可见，乳腺癌术后"正虚、邪滞"均为其本，两者不可缺一。因此，乳腺癌术后"扶正祛邪"应为治之大法。通过扶正祛邪，标本兼治，可全方位调节机体功能，提高免疫力，调节内分泌。

● 乳腺癌术后如何"扶正"？

"扶正"法应以"益气健脾"贯穿始终，诸多乳癌术后患者诉肢软、乏力、纳少、泛恶症状，故应特别关注脾胃对元气的滋养作用，以及脾胃与五脏的密切关系。脾胃为后天之本，为气血生化之源，气机升降之枢纽，运化水谷，化生精微，洒陈六腑，调和五脏，故无论在乳癌术后各个阶段，均应顾护胃气。而肾得脾之补济才能滋养诸脏,肾为先天之本,元气之根,肝肾同源。乳癌术后,肝肾亏虚,无以灌注冲任,故应在强调益气健脾的同时,调补肝肾,培补真元,亦有助于调整机体脏腑、阴阳、气血的平衡,有利于患者"元气"、"正气"的恢复。扶正法多选用补益气血、益气健脾、滋养肝肾等的补益药增强体质,调节免疫力,提高机体抗癌能力,防止复发转移。首先,一些扶正中药能够提高患者的免疫功能,如鹿茸、阿胶、鸡血藤、党参、补骨脂、首乌、白术、当归、生地、女贞子、生黄芪、枸杞子等具有刺激和保护骨髓造血功能的作用,它们可刺激骨髓,增加红细胞和血红蛋白;人参、鸡血藤、山萸肉、黄精可增加白细胞;当归、白芍、地黄、三七、女贞子、大枣、狗脊能提升血小板。扶正药物与化疗相结合,可通过其对血细胞的保护作用而达到减毒的目的。其次,一些扶正中药如人参、鹿茸、黄芪、菟丝子、淫羊藿等对性激素有调节作用。乳腺癌患者处于绝经前后,或由于接受内分泌治疗常表现出一系列内分泌失调证候,如月经紊乱、烦躁易怒、游走性疼痛、阵发出汗、失眠等,应用滋补肝肾的中药可以改善上述症状,而上述这些滋补肝肾的中药恰好具有调节体液及内分泌的作用。第三,扶正中药可调节机体的代谢功能。肿瘤患者特别是晚期肿瘤患者常表现为分解代谢亢进,合成代谢不足,因此容易出现慢性消耗乃至恶病质的表现,扶正中药通过调节患者的代谢来达到改善患者营养状况的目的。

● **乳腺癌术后如何"祛邪"?**

乳腺癌患者经手术、放化疗后,虽大部分癌细胞已被杀死,但其残留的癌灶、毒素仍可蛰伏于体内,在机体虚弱的情况下随时可复发,同时放化疗之毒及体内病理代谢产物湿、热、瘀、毒等在体内有不同程度的蓄积,造成瘀滞,有待清除,故扶正同时不忘祛邪。祛邪常用活血化瘀、化痰软坚、以毒攻毒等方法。

(1) **活血化瘀法**:瘀血内存是肿瘤的重要病因病机之一,古有"瘤",即"留之不去"之说,血流不畅,血液瘀滞最终成为"留之

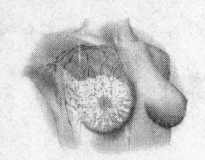

不去"的病理产物。乳腺癌患者由于手术的创伤可造成血液的高凝状态,产生瘀血症状。由此可见,活血化瘀治疗乳癌具有可行性。活血化瘀药物已被证实具有抗肿瘤的作用。三棱、莪术、三七、白芍、当归、丹参、赤芍、山甲、乳香、没药等对癌细胞有一定杀伤及抑制作用;某些活血化瘀药物具有显著的抗凝、促纤溶作用,能够改善肿瘤患者的血液高凝状态,病理状态的存在使循环中的瘤细胞被微血栓包围,使化疗药物对瘤细胞的杀伤作用大大降低,活血化瘀中药可通过改善肿瘤病灶局部的微循环,从而改善瘤细胞的缺氧状态而起到对放、化疗的增效作用。活血化瘀药物还能通过调整结缔组织的代谢,从而起到减轻放疗导致的组织纤维化。

(2) **化痰软坚法**:痰为机体水液代谢所产生的病理产物,多由脾虚运化失调引起。乳腺癌患者常有肝郁不舒、思虑压抑的症状。肝郁伤脾,脾失健运,痰湿内生,与乳络之中的瘀血长期交阻便可产生乳癌。《外科正宗》有云:"又忧郁伤肝,思虑伤脾,积想在心,所愿不得志者,致经络痞塞,聚积成核。"古人所谓"百病多由痰作祟"。因此,治乳癌之法离不开化痰软坚。实验研究已证明部分化痰药对肿瘤具有一定抑制作用,且对局部病灶和转移淋巴结有消散作用,如瓜蒌、半夏、山慈姑等。部分祛湿药物对肿瘤的抑制作用也已被证实,如生薏苡仁、茯苓、猪苓等,它们既有抑瘤作用,又可提高患者的免疫功能。

(3) **以毒攻毒法**:乳腺癌的发生其本为正气不足,其标为邪毒内结,历代医家都十分重视峻猛之剂治疗癌症,所谓"毒陷邪深,非攻不克",此等虫类峻猛搜剔破积之品,可清除癌毒素、抑杀癌细胞,防止死灰复燃,但在应用时须较为慎重,要遵循"攻毒太过必伤正"、"衰其大半而止"的原则,此法多用于乳癌晚期尤其是复发或转移的病例,其与活血化瘀结合应用对疼痛的控制作用较为明显。常用的药物有:全蝎、蜈蚣、露蜂房等。

● **"扶正"与"祛邪"如何协调?**

值得注意的是扶正与祛邪的应用要依据患者体质强弱、病程长短、肿瘤状况、手术状况、放化疗方案等具体情况来调整。通常术后放化疗期间正虚甚而邪滞轻,"扶正"与"祛邪"可9∶1;放化疗结束,内分泌治疗期间,扶正与祛邪可8∶2;术后2年正气日渐恢复而虚邪有所长,可调整为7∶3等等。临证千变万化,还得按实际情况,辨证设定。

● 中医如何因时治疗?

中医的治疗讲究"天人相应",也就是人体内环境随着四季气候的变化而变化,所以不同季节的治疗也需因时而变。春季阳气升长,万物复苏,病毒流行,患者容易感冒、病毒感染,此时应酌加清热解毒之品,如银花、连翘、菊花等;夏季气候炎热,暑湿较重,湿易困脾,应适当加芳香化湿醒脾之品,如白豆蔻、苍术、厚朴等;秋季气候干燥,燥易伤阴,口鼻干燥,宜加养阴润肺之品,如生地、玄参、枸杞子等;冬季气候寒冷,寒主凝滞,可加温补肝肾,补养气血之品,以增强机体抵抗力,如菟丝子、仙灵脾、炒杜仲等。

● 乳腺癌术后并发症的中医如何治疗?

乳腺癌本多由于气滞血瘀、痰凝、邪毒结于乳络而成,疾病长时间作用后,"久病入络","久病必瘀",故乳腺癌患者存在不同程度的血瘀证,加之手术受刀针所伤,损伤脉络,耗伤气血,使正气虚弱,气虚无力推动血行,血行迟缓不畅,瘀阻脉络而成血瘀或气虚不能摄血,血溢于脉外而成瘀血。且乳腺癌患者原本情志不畅,气机郁滞,术后患者形体改变及对预后的担心使患者忧思多虑,气机郁滞更甚,气行不畅,以致血液运行障碍造成瘀血。

乳腺癌术后所产生的并发症也均与血瘀证关系密切。术后脉络损伤,瘀血内停,气机被阻,血行不畅,加之术后气血不足,局部气血濡养不足,则发生皮瓣坏死,皮瓣坏死使血脉阻塞加重血瘀;术后肌肤脉络受损,局部气血运行不畅,组织充血水肿,水湿内停,水液潴留,发为皮下积液,皮下积液可使脉络更加不通从而

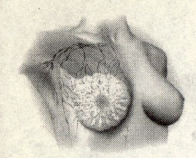

加重血瘀；术后刀伤经脉，瘀血停滞，阻于上肢的经脉，影响津液的输布，而发生上肢水肿，肢体肿胀，水湿停聚使得隧道不通，脉络阻塞，阻碍气血的运行，气血运行不畅，从而加重血瘀。故血瘀是乳腺癌术后并发症的基础，在治疗上应以活血化瘀为主，血行则瘀祛，瘀去则生肌。

根据中医辨证论治的理论，同时与辨病相结合，当以益气活血为治疗乳腺癌术后并发症的基本原则，常用四君子汤合桃红四物汤，常用药物有黄芪、太子参、生地、白术、桃仁、红花、当归、赤芍、川芎、丹参等。若发生淋巴漏、皮下积液，则加用活血利水药，常用药物有王不留行、泽兰、泽泻、赤茯苓等；若发生皮瓣坏死，则加用祛瘀生肌药，如乳香、没药、血竭等，并可局部使用生肌玉红膏外敷；若发生患侧上肢肿胀时，加用活血破瘀、利水消肿药，常用药物有路路通、水蛭、三棱、莪术、桑枝、桂枝、茯苓、泽泻等，还可配合患侧上肢循经揉压及针灸治疗。

● 乳腺癌术后如何调理？

1. 生活起居的调理

《丹溪心法》曾提出乳岩患者应当戒七情、远厚味、解郁结、养气血。乳腺癌术后应当畅情志、慎休养、适寒温，忌食生冷、辛辣、油腻食品，避免劳累、忧伤和不良情绪的刺激。乳腺癌放疗期间应当多饮水、勤休息，适量进食富含维生素 C 的水果，避免吃油炸、辛辣食品。乳腺癌化疗期间应当进食软糯、易消化、富含蛋白质的食品。

2. 饮食调理

（1）强调均衡营养，注重扶正补虚：食疗的目的是保证乳腺癌患者有足够的营养补充，提高机体的抗病能力，促进患者的康复，应以扶正补虚为总原则。在扶正补虚的总则指导下，对乳腺癌患者的食疗应做到营养化、多样化、均衡化。

（2）熟悉性味归属，强调辨证施食：乳腺癌与其他疾病一样，都有阴阳偏胜、寒热虚实之不同。食物也有寒热温凉、辛甘苦酸咸四气五味之别。热证宜寒凉,寒证宜温热;五味入口,各有所归,甘入脾,辛入肺,咸入肾,苦入心,酸入肝。辛味温散,如生姜、葱白;甘味和缓,如山药、芡实、饴糖;淡味渗利,如冬瓜、薏苡仁;酸味收涩,如乌梅、山楂;咸味软坚,如海藻、昆布、牡蛎等。乳腺癌放疗期的患者适宜摄纳益气养阴之类食物,如藕汁、绿豆、西瓜、雪梨、茅根、铁皮枫斗等;乳腺癌化疗期间则应适当进食醒脾开胃、宽胸利膈之类,如胡萝卜、佛手、木耳、薏苡仁、山楂等。

(3) 选择抗癌食品,力求有针对性:药食同源,部分食品兼具食疗抗癌作用,可有针对性地选择应用。

● 浆细胞性乳腺炎中医如何治疗?

浆细胞性乳腺炎属中医粉刺性乳痈的范畴,中医通过内服外治等多种方法的联合应用,能够有效地减缓炎症,促进脓液吸收,缩小病灶范围,具有疗效好、损伤范围小、乳房外形改变小、保留其正常生理功能、复发率低等众多优点。

1. 辨证用药

浆细胞性乳腺炎多发生于女性,女子乳头属肝,乳房属胃,乳头为足厥阴肝经所属,乳房为足阳明胃经所循,故乳房疾病多从肝脾论之。肝经通调,乳络排泄顺畅,痰瘀不得以内积;脾气健运,饮食入胃,运化充分,水谷精微得以正常输布全身,津沫痰涎不得过多产生,乳络中的分泌物也随之减少。临床治疗以柴胡、黄芩、炒山栀、蒲公英疏肝清热,配以丹皮、赤芍、丹参、莪术、生侧柏叶活血散结,使肝气调达、乳络通畅,乳络通畅则壅滞之热有外泄之途,肿块易于消散,脓肿形成减少。若病变以乳晕部肿块为主,红肿不明显者,则加大活血散结药用量,加用桃仁、海藻等;病变红肿明显、瘘管形成者,加大疏肝清热药用量,并加用脱毒透脓药,如皂角刺、炙甲片等;乳头有血性溢液者,加用茜草炭、仙鹤草、地榆;溢液呈水样者,加生薏苡仁、茯苓;分泌物为脂质样者,

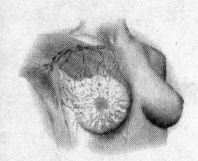

加菝葜；病情变化与月经有关者，加用仙灵脾、肉苁蓉等调摄冲任；伴有发热者加用生石膏、知母等养阴清热；术后脓腐已脱者，加用黄芪、党参等补气健脾，促进创面愈合。在痊愈后宜巩固疗效，建议继续服药3个月，以减少复发。

2. 分期处理

浆细胞性乳腺炎根据其临床表现、病情程度的不同，可分为溢液期、肿块期、脓肿期及瘘管期。溢液期、肿块期多为本病的初期表现，发展到后期可为脓肿期及瘘管期。本病的治疗要根据疾病的不同分期，采用恰当的治疗方法，初期多以内服为主，外治为辅，后期则当以外治为主，内服为辅，正所谓"未溃偏重内治，已溃偏重外治"。

(1) 溢液期：若仅表现为乳头粉刺样物质的溢液，而无疼痛亦无肿块者，可用生理盐水或75%乙醇擦拭乳头，并配合内服中药，控制疾病进展。

(2) 肿块期：可根据肿块的部位、范围及患者对乳房外观的要求分别采用不同的治疗方法。肿块期程度较轻的患者可仅通过内服中药缓解疼痛，消除肿块；对于顽固性的肿块，疼痛明显，不宜消散者，仍主张手术治疗。

(3) 脓肿期、瘘管期：多采用手术治疗。病变范围≤2个象限且皮肤不红或暗红者，可行乳痈扩创术治疗后一期缝合；病变范围＞2个象限且疼痛伴皮肤红、灼热者，或病变范围≤2个象限且皮肤不红或暗红，但在乳痈扩创术中未能将病灶完全切除者，创口敞开不缝合，待换药一段时间后，再行二期缝合，可降低复发率，减少对乳房外形的破坏。伴有乳头溢液者须切除病变导管；有乳头凹陷者应同时做乳头矫形术。

疾病的全程皆需配合中药治疗，术前可缩小病灶范围，为手术一期缝合创造条件。术后清热祛腐，益气健脾，促进愈合防止复发。对于敞开的创面，宜每天换药，根据创面的不同情况，选择合适的中医传统外用药物纱条填塞，纱条须均匀地嵌塞创面，早期宜紧,使创面脓腐彻底清除,不遗留病灶;中期既不宜过紧也不宜太松,以使创面肉芽从基底部长起,以免粘连;后期宜松,使创面迅速愈合。

3. 内外结合

在全程分期采用不同治法的同时,亦注重中医不同外治法在本病不同阶段的配合应用。如肿块期红肿疼痛明显者,可用箍围疗法以促使肿块消散,使疮形缩小,趋于局限。对于脓腔或瘘管位置较表浅者,可用切开法使内聚之疮疡毒邪随脓而泄,以达到消肿止痛的目的。对于脓腔或瘘管脓出不畅者(外口小或腔小而深),可使用引流法使脓毒畅出,防止毒邪内蓄扩散,以促进脱腐生新敛疮。乳痈扩创术后亦可用引流法,帮助体内淤血的排出。对深层瘘管、空腔,在创腔内肉色鲜嫩,脓液已净时可采用垫棉法,促使管腔愈合。运用此法时还可外加绷带加压绑扎。

4. 个人调护

本病的发生可能与油脂的过量摄入、精神状况、内分泌水平的紊乱、吸烟等因素有关,所以,患者应注意饮食的清淡,尽量避免油脂摄入,这样有利于控制疾病、降低复发率。另外,畅调情志,避免服用避孕药等可能引起体内激素水平紊乱的药物对于控制疾病的发生也有一定帮助。

● 中医如何治疗急性乳腺炎?

中医治疗急性乳腺炎很有特色并且疗效显著,关键在于早期发现、早期治疗,争取结块消散而不化脓,一旦化脓应及时予以恰当的治疗。另外,运用通乳或回乳的方法可缩短疾病治疗的时间。

1. 内治法

(1) 初期:常表现为乳头皲裂,哺乳时感觉乳头刺痛,伴有乳汁郁积或结块,乳房局部肿胀疼痛,皮色不红或微红,皮肤不热或微热。或伴有全身感觉不适,恶寒发热,食欲不振,脉滑数。

治拟:疏肝活血,通乳消肿。药用:柴胡9 g、当归12 g、赤芍

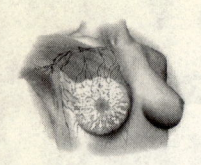

15 g、紫地丁 30 g、蒲公英 30 g、丝瓜络 9 g、路路通 12 g、留行子 9 g、皂角刺 12 g、鹿角霜 12 g。加减：结块明显者，加桃仁 12 g、丹参 30 g；断乳者，加生山楂 30 g、生麦芽 30 g；疼痛甚者，加延胡索 12 g、广郁金 12 g、合欢皮 12 g；产后恶露未净者，加当归 12 g、益母草 30 g。

(2) 中期：即成脓期，患乳肿块逐渐增大，局部疼痛加重，或有雀啄样疼痛，皮色焮红，皮肤灼热。同侧腋窝淋巴结肿大压痛，至乳房红肿热痛第 10 天左右，肿块中央渐渐变软，按之应有波动感，穿刺抽吸有脓液，有时脓液可从乳窍中流出。全身症状加剧，高热不退，口渴思饮，小便短赤，舌红苔黄腻，脉洪数。

治拟：清热解毒，托里透脓。药用：全瓜蒌 12 g(打)、炒牛蒡 12 g、生山栀 9 g、忍冬藤 30 g、蒲公英 30 g、柴胡 9 g、当归 12 g、赤芍 15 g、泽兰 9 g、皂角刺 12 g、炙甲片 12 g(先煎)、生甘草 6 g。加减：高热者，加生石膏 30 g(打)、知母 12 g、连翘 15 g、黄芩 12 g；口渴甚者，加天花粉 12 g、鲜芦根 30 g；大便秘结者，加生大黄 9 g(后下)。

(3) 后期：脓肿成熟，可破溃出脓，或手术切开排脓。若脓出通畅，则肿消痛减，身热消退，疮口逐渐愈合。若溃后脓出不畅，肿势不消，疼痛不减，身热不退，可能形成袋脓，亦有溃后乳汁从疮口溢出，久治不愈，形成乳漏者。

治拟：益气和营托毒。药用：生黄芪 30 g、潞党参 12 g、炒白术 12 g、云茯苓 12 g、全当归 12 g、杭白芍 12 g、川芎 9 g、皂角刺 12 g、炙甲片 12 g(先煎)、生甘草 6 g。

(4) 并发脓毒败血症：此时患者持续高热、面色潮红、谵妄，可出现转移性脓肿。

治拟：凉血清热解毒。药用：水牛角 30 g、鲜生地 30 g、紫地丁 30 g、野菊花 9 g、金银花 15 g、半枝莲 30 g、连翘 15 g、赤芍 15 g、丹皮 9 g、黄连 6 g、生甘草 9 g。加减：神识昏糊者，加紫雪丹 4.5 g，分 3 次吞服，或安宫牛黄丸 2 粒，分 2 次化服；咳吐痰血者，加象贝母 15 g、藕节炭 12 g、鲜茅根 30 g；痉厥者，加羚羊角粉

0.9 g(冲服)、钩藤 12 g(后下)、龙齿 30 g(先煎);大便秘结者,加生大黄 9 g、玄明粉 9 g(分冲)。

乳腺炎并发脓毒败血症的早期就要联合运用抗生素,若细菌培养阳性,则根据药敏试验结果正确运用抗生素。

(5) 怀孕期乳腺炎:治拟:疏肝清胃安胎。药用:柴胡 9 g、橘叶 6 g、橘皮 6 g、黄芩 15 g、蒲公英 30 g、金银花 15 g、连翘 15 g、苏梗 9 g、苎麻根 9 g、生甘草 3 g。

2. 外治法

(1) 初期:① 乳头有破碎或皲裂,可用麻油或蛋黄油每天 2～3 次外搽,或青吹口散加用麻油调敷。② 可用温热的水,将毛巾浸湿并拧干后,热敷于乳房肿痛处。③ 乳房按摩:先用热敷,继轻揪乳头数次,用五指从乳房四周轻柔地向乳头方向按摩,将郁结在乳房的乳汁渐渐推出。④ 用金黄膏或玉露膏外敷。⑤ 用鲜菊花叶、鲜蒲公英、仙人掌去刺捣烂外敷。⑥ 用六神丸研细末,适量凡士林调敷。

(2) 中期:乳房部脓肿成熟时,应在脓肿最软及压痛明显处,及时作放射状切开排脓。切口位置应选择脓肿稍低的部位,切口不宜过大,切口长度与脓腔基底大小一致,使脓出通畅而不致袋脓,应避免手术损伤乳管形成乳漏;乳晕部脓肿应沿乳晕边缘作弧形切口;乳房后或深部脓肿,应沿乳房下缘作弧形切口。若脓肿小而浅者,可用针管穿刺抽脓后,外敷金黄膏。

(3) 后期:① 切开或自行破溃后,用八二丹或九一丹提脓拔毒,并用药线引流,外敷金黄膏。待脓出净仅有黄稠滋水时,改用生肌散收口,并可用红油膏或生肌玉红膏盖贴。② 若有袋脓现象,可在脓腔偏下方用棉花或纱布折叠成块,用阔橡皮膏或绷带加压,使脓液不致潴留。如果此法没有获得预期效果时,则应手术切开引流,在急性炎症红肿热痛尚未消退时,不可运用。③ 若有乳汁从疮口溢出,用棉花或纱布折叠成块用绷带加压束紧,促进愈合。④ 若形成乳房部漏者,可先用五五丹药线捻插入管道

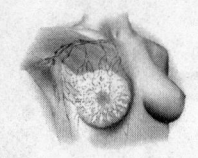

以腐蚀管壁,至脓净改用生肌散、红油膏盖贴直至愈合。

总之,由于中医中药治疗急性乳腺炎有明显的优势。对于初期的患者,只要单纯用中医中药治疗;中期感染严重,局部及全身症状明显,以中药为主西药为辅。对于急性乳腺炎来说,青霉素只要不过敏,还是首选的抗生素,以静脉滴注效果为好。并发脓毒血症时要中西医结合治疗。有些患者觉得中医中药治疗疾病慢,吃药又苦,外敷膏药脏,往往单纯选用抗生素治疗,那有可能引起难消的硬块,日后不易消散。

乳腺癌康复护理

● 手术前需要做哪些准备工作?

(1)遵医嘱完成术前各项检查。

(2)皮肤准备:术前一日需做好个人卫生,如洗澡、洗头、修剪指甲等,术前护士还会将您患侧腋毛及手术区域皮肤的汗毛仔细剔净、督促您去除内衣、更换手术衣裤。

(3)戒烟酒等不良嗜好,建立积极治疗疾病的信心,调整好心理状态,减轻顾虑,预防感冒。孕妇应终止妊娠,哺乳者应给予回乳药,停止哺乳。

(4)有意识训练自己在术后的床上活动,如练习在床上排便、排尿的习惯,锻炼健侧上肢的活动灵敏度。

(5)乳头有溢液或肿瘤局部有破溃者及时更换敷料,保持局部清洁,并遵医嘱使用抗生素控制感染。

(6)在护士的指导下,学习有效咳嗽、深吸气,尽可能将呼吸道内痰液排除干净,防止肺部感染的发生。

(7)为防止麻醉反应,术前12小时禁食,4小时禁水。

(8)女患者将个人的月经周期告知医师,以选择最佳手术期实施手术。

(9) 保证充足睡眠,必要时遵医嘱可服用镇静药物。

● **手术前需要做哪些检查?做这些检查时需要注意些什么?**

术前常规实验室检查包括:血常规、尿常规、出凝血时间、血糖、肝肾功能、电解质及肿瘤指标、病毒检查等,部分患者遵医嘱还需进行血型鉴定、配血等准备。

术前常规其他检查项目:心电图、胸部CT、乳腺超声、腹部超声检查(肝、胆、胰、脾、肾)、乳腺钼靶、乳腺MRI,必要时加做肺功能、心超、骨扫描等。

在接受检查前,患者需要注意的方面包括:

(1) 血液生化检查需空腹进行,因为进食或饮水,都可通过神经反射引起肝、肾功能发生部分改变,一些酶或其他物质会释放出来造成检查结果的假阳性或假阴性。

(2) 腹部B超检查也需要空腹进行,因为进食、饮水可以刺激胆囊收缩,影响胆囊在B超上的成像。

(3) 骨扫描需要空腹服药,通常是核素检查前一天由核医学科医师发给患者药物,第二天早空腹1次服完,然后过半小时才能吃早饭做核素检查。

(4) 留取尿液标本时,女性应避免月经期,防止尿液被经血污染,导致红细胞、白细胞升高的假象。

(5) 避孕药或某些药物(如阿司匹林、华法林等)会影响凝血功能检查的结果,可在住院第一天主动告诉医师自己正在服用什么药物,由医师决定是否停用。

(6) 咖啡、茶叶等服用过量可导致心悸,偶尔会影响心电图上的表现。因此,有此生活习惯的患者最好减少饮用量或者暂停饮用。

(7) 磁共振检查注意事项:检查前除去身上所有金属物(如:信用卡、手机、打火机、硬币、钥匙、内衣、眼镜、助听器、金属拉链、首饰等);凡体内置入或术后存留内固定金属异物(如:心脏起搏器、

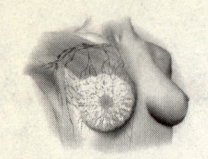

金属支架、金属夹、假肢、金属假牙、金属避孕环等)的患者不适合行MRI检查,避免造成人身伤害和机器损坏。检查前护士将在患者静脉内留置套管针便于检查时注入造影剂,检查结束后即可拔出。

● 手术前晚失眠了该怎么办?

许多患者由于种种缘由,如对医院不了解,对治疗过程不了解,对医师、护士不熟悉,对周围环境不适应等,会出现晚上失眠的现象。如遇此类情况,患者自身应当放松心情,多想事情的积极面,让自己看到希望,从而缓解紧张情绪。

如原本睡眠状况较差,或手术前一晚特别紧张,应告知床位医师或值班医师,必要时可服用镇静药物(如地西泮)。偶尔、少量服用镇静催眠药一般不会导致上瘾,因此是相对安全的。

● 手术前为什么要做皮试呢?

为了防止继发感染的发生,医师一般会在术中和术后常规使用一定量的抗生素,而为了确保抗生素的安全使用、防止变态(过敏)反应发生,需要在术前进行皮试,即通过皮下注射少量抗生素皮试液来判断患者是否过敏。一般以青霉素皮试较多,必要时行头孢类药物皮试等。如患者曾发生过严重过敏(休克),请于就医时、术前及时告知主管医师,并拒绝做青霉素皮试,以防发生更严重的变态反应。

● 手术前为什么要做皮肤准备呢?

由于手术需要通过皮肤进入腺体和组织进行操作,而皮肤表面特别是毛发中很容易藏有很多肉眼看不到的微生物,如不清除很容易导致术中感染。因此术前需剔除手术区域体毛,以便于术前消毒,保证手术的无菌,从而减少感染的机会。

● 手术前为什么要禁食、禁水?

由于麻醉后(主要是全麻),人的意识和咳嗽反射会暂时消失,此时胃中的食物或水容易反流到口腔、流入气管,造成肺部感染、化学性肺炎甚至堵塞气管造成窒息。所以,手术前一晚、手术当天早上是不能吃东西也不能喝水的。即使手术不是一大早开始,最好也不要吃东西、喝水,医师会开一些葡萄糖输注代替食物。但高血压病患者通常需要服用降压药,否则术中血压波动可能比较大,因此可酌情喝一小口水或干吞药片。

● 手术前需要补液吗?

接台手术患者由于手术时间很难确定,患者由于禁食时间较长,容易引发低血糖,所以医师会给患者静脉输注葡萄糖,防止低血糖的发生,确保手术安全进行;同时,静脉输液可开放静脉,为术中麻醉作好准备。

● 手术前为什么要取下首饰?

手术时不能佩戴金银首饰的原因是,手术中一般都要用到电刀,如果患者戴有金属首饰会产生局部短路、造成局部皮肤灼伤。为确保患者安全和防止贵重物品的损坏,所以患者在手术前要取走所有饰品。

● 为什么月经期间不宜手术?

乳腺癌通常为择期手术,一般选择手术的时机为避开行经期,其原因主要有:

(1)月经期血液中激活物增加,血液不易凝固,术中创面渗血多,影响手术操作。

(2)术后渗血多,不仅引起单纯失血,而且若引流不畅,血液凝集成块,可阻塞引流管,导致皮下积液,甚至出现皮瓣坏死。

(3)失血过多,可导致休克。这往往需要输血来给予纠正,而异体输血可导致身体免疫功能下降,且输血越多,感染的机会就越多,伤口愈合能力越低下,影响病情的恢复及切口的

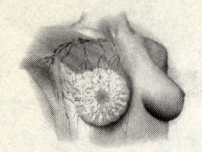

愈合。

鉴于月经期行乳腺癌手术，手术创伤范围广，出血多，术中及术后有一定危险性，因此，尽量避免在经期内手术。

● 手术前家属要做哪些准备？

手术对患者、对家属都是非常重大的事情。手术前一方面家属要协助患者一起完成术前各项检查工作，另一方面家属应多给予患者一些鼓励和陪伴，家属的支持可以给患者勇气和力量来面对手术。患者进入手术室后，家属需在病房等待，若手术中发生变化等特殊情况，手术医师需要和家属进行沟通。

● 手术日晨患者还需要注意什么？

（1）手术日晨起患者可以照常洗漱，护士会为您进行手术区域皮肤准备、必要时协助您进行皮肤擦拭或沐浴，并请您更换清洁病衣裤（如果有皮肤定位标记者擦拭时请勿将皮肤上标记擦去，以免影响手术），衣服需要反穿（纽扣扣在背后），脱去内衣裤和袜子。

（2）取下所有饰品、活动性假牙、隐形眼镜等，长发者可用橡皮筋扎起。

（3）确认无月经来潮。

（4）护士会为您测量体温、脉搏、呼吸和血压，以确保您手术安全。

（5）常规服用降压药的患者，可遵医嘱按时服药（仅吞服一小口水），常规注射胰岛素患者，术日晨停止胰岛素注射1次。

● 手术麻醉后可能会出现哪些并发症？

乳腺癌手术主要采用的麻醉方式是全身麻醉。全麻常见的并发症包括：

（1）呼吸系统：占麻醉总并发症的70%，如呼吸暂停、上呼吸道梗阻、急性支气管痉挛、窒息、通气量不足、低氧血症等。

（2）循环系统：如高血压、低血压、心律失常、心力衰竭、心脑血管意外等。

（3）消化系统：术后恶心、呕吐为最常见的并发症。

（4）术后苏醒延迟与躁动。

（5）其他：如反流和误吸、高热、惊厥、抽搐、过敏、咽喉部不适等。

所以，手术前麻醉师会到病房来了解患者的疾病史，对麻醉耐受度进行评估，并与患者或家属沟通麻醉事宜。

● 进入手术室还需要做哪些准备？

进入手术室后，手术室护士会首先再次确认您的姓名，确认和检查无任何饰品、活动性假牙和皮肤准备情况，然后安置您到手术台上，您只需配合护士采取合适的手术体位即可，不需做其他。医护人员通常会明确地交代患者接下来要进行的操作，您只要按需配合即可，例如在身体上贴上监护仪器的粘胶触头、予以吸氧和静脉穿刺等。

● 苏醒室是什么地方？

麻醉苏醒室，是由专业的麻醉医师和护士对麻醉或镇静后的患者进行严密的监测治疗和护理，直至患者苏醒及由麻醉所引起的生命体征变化恢复稳定的场所。通常手术后，须在苏醒室待患者苏醒无异常后，再由麻醉师护送入病房。

● 手术后回病房为什么不能用枕头？

由于乳腺疾病患者手术中常采用全身麻醉，手术后回到病房时患者尚未完全清醒，应采用平卧位，头转向一侧，从而避免口腔分泌物或呕吐物误吸入气道。一般术后6小时，患者神志清醒后便可恢复自由体位。

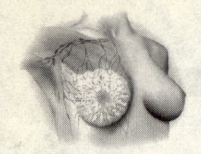

- 手术后发热正常吗?

乳腺癌手术因为剥离创面比较大,术后比较容易出现发热,但一般多为中低程度的发热,不会超过38.5℃。称为术后"吸收热",而非感染性发热,是由于手术刺激、剥离的组织进入血液形成的生理反应,通常不需要处理,3天内通常会自动消失。

- 手术后何时可以起床活动?

乳腺癌术后原则是待患者完全清醒即可下床活动。当然,由于当天患者身体上会有引流管、导尿管,有时可能还有胃管,所以应从摇高床头开始,先在床上活动四肢,术后第二天拔出尿管后再缓慢起床,练习下地。注意一定要缓慢,避免过快而造成体位性低血压,出现头晕、眼花甚至意识丧失。即使是体质较弱的患者,一般也不鼓励长期卧床,以防增加肺不张、肺部感染的机会。

- 留置尿管患者需要注意些什么?

导尿的目的主要在于手术及手术后短期内患者不能自如排尿时辅助排尿,故一般不用特别观察尿液的颜色。但是,如果尿液的颜色特别红、特别黄或者呈茶色,需及时向医护人员反映。血尿最常见,主要可能因为尿管擦伤或者患者自己不清醒时拽掉尿管,导致撕拉伤。所以,在患者活动时须先摆好尿管、尿袋的位置。在患者意识不清时,家属应多加注意,防止患者自行拔出尿管。

- 术后什么时候可以拔导尿管?

通常在手术完成当天,患者已经完全清醒时,可间断关闭导尿管的阀门。当患者感觉有尿意了,再放开阀门,排出小便。以此锻炼患者的排尿反射,顺利的话第二天就可以拔除尿管。某些有严重泌尿系统疾病患者的拔管时间可能根据具体病情有所改变。

● **术后患者身上的引流管起什么作用?**

乳腺癌手术后胸前和腋下常会带有一根或多根引流管,并接负压吸引器,目的是为了引出腋窝及皮瓣下残留的渗血、渗液,促进切口的愈合。少量积液不会对伤口愈合产生影响。因为人体有一个不断循环的体液系统,切口内产生的液体如不能被身体自行吸收,就需要引流管引流。所谓"流水不腐",人体也是这样,将液体引流出可有效降低感染的发生率。

● **负压引流管何时可以拔除?**

拔管的标准不是时间,而是引流的量。通常第一天会有比较多的血性液体,两三天后即会好转,当引流量减少至每天 20～30 ml、且皮瓣贴合较好时,可由医师决定拔出引流管。若切口放置引流条引流,通常因切口较浅,引流量较少,术后第 2～3 天即可考虑拔除。

● **为什么静脉输液只能在健侧上肢?**

行乳腺癌根治术加腋窝淋巴结清扫的患者,由于淋巴回流受阻,腋静脉回流不畅,容易造成患侧上肢水肿。若在患肢输液,则会加重水肿,甚至导致皮肤破损、诱发感染。因此,在进行输液、抽血和测量血压等操作时须避开患侧上肢。

● **术后伤口为什么需要加压包扎?**

为促进皮瓣紧贴胸壁,防止积气积液,术后伤口常需使用胸带包扎。胸带包扎时,需注意松紧适宜,过紧会引起皮瓣缺血坏死,过松则不利于有效的加压包扎。患者使用胸带包扎时,如感到呼吸困难,应及时通知护士或医师调整胸带的松紧度(松紧度以可以伸入 1 指为宜)。

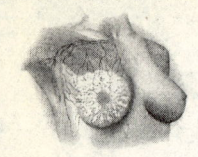

● 手术后伤口出现皮下积液正常吗？原因有哪些？

皮下积液指皮瓣与胸壁或腋窝间有液体积聚，造成皮瓣不能紧贴创面，乳腺癌术后较为常见，一般多发生在拔除引流管后。皮下积液因其位置表浅，故诊断并不困难。少量积液时，可无任何症状；积液量多时，患者常常感到憋胀。检查时可见局部或大范围的皮肤隆起，触之皮肤有漂浮感或波动感，穿刺可抽出浆液性液体。

术后出现皮下积液的原因主要是由于手术创面大，渗血、渗液较多，手术中清扫腋窝及锁骨下淋巴结时，大量的淋巴管断裂，淋巴液回流至创腔，皮瓣固定不佳或引流不畅等。

● 手术后伤口换药越勤越好吗？

乳腺癌手术后换药一般是术后第二天换药1次，过2～3天视引流情况决定拔除引流管的时机，然后视切口愈合情况，每隔2～3天换1次药，14天左右最后一次换药并拆线。一般乳腺手术属于无菌手术，频繁换药、刺激切口并不利于切口的愈合。

● 手术后医师依据什么确定可以拆线？

医师将依据伤口愈合情况来决定是否拆线。一般拆线的标准在术后10天左右，此时伤口表皮层已基本愈合，但局部皮肤张力较其他正常部位皮肤还未完全恢复。

● 伤口拆线后可以洗澡吗？

拆线后一般要再过1～2天局部切口才能接触水（如洗澡），因为虽然切口已经长好，但拆线处针眼还存在，尽管肉眼可能看不到，泡水后局部仍较易感染，形成局部小的"皮囊炎"。如果推迟2天接触水，待针眼完全长好后即可避免这种情况发生。因此，不建议在拆线当天就洗澡。

● 行淋巴清扫术的患者术后如何保护患肢？

（1）患者由于手术原因，切断了腋下淋巴管，引起腋下淋巴液回流障碍，可导致患肢的水肿。卧位时可在患肢下垫小枕抬高患肢，坐位时把患肢放于胸腹部，行走时也要避免患肢过久地下垂，可放于上衣的口袋内，以利于淋巴液回流。

（2）注意不要在患肢进行测血压、抽血、静脉和反下注射等一系列的护理操作。

（3）患者回家后注意不要用患肢提重物，不要穿过紧的内衣以免压迫腋下血管和淋巴管，尽量不要在患肢佩戴首饰。

（4）避免患肢的高温、蚊虫叮咬和感染。

（5）患肢水肿可进行向心性的按摩，进行握拳、屈、伸肘运动，可有利于淋巴液的回流，减轻水肿。

（6）患肢水肿严重者可使用弹力手臂套加压包扎，使用皮硝外敷，以减轻水肿。

● 手术后如何安排饮食？需要注意什么？

饮食原则是正常均衡饮食，即低脂高蛋白，足够蔬菜，适当维生素和矿物质。如伴有高血压、高血脂、糖尿病、甲状腺疾病等其他疾病，则需在相关医师指导下合理饮食。一般情况下需做到：

（1）定时、定量进食，不要暴饮暴食、偏食，要有计划地摄入营养和热量。

（2）多吃富含维生素 A、维生素 C 的蔬菜和水果。常吃含有抑制癌细胞的食物，如卷心菜、荠菜、蘑菇等。

（3）少吃精米、精面，多吃粗粮、玉米、豆类等杂粮。

（4）低脂肪饮食。常吃瘦肉、鸡蛋、酸奶，少吃盐腌、烟熏、火烤、烤糊焦化、变质食物。

（5）常吃干果类食物，如芝麻、南瓜子、西瓜子、花生等，它们富含多种维生素及微量元素、纤维素、蛋白质和不饱和脂肪酸，营

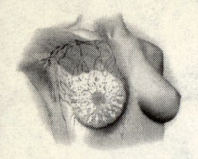

养价值高。

(6) 合理进补能提高免疫力。某些滋补品如人参、白木耳、红枣等有直接或间接抑癌与强身的功效。

(7) 在烹调时多用蒸、煮、炖,尽量少吃油炸、油煎食物。

● 术后化疗一般何时进行?

如果身体条件允许,通常是术后 10~12 天可开始第 1 次化疗,根据化疗方案不同间隔期不同(有 1 周、3 周或 4 周等),连续 4~8 次。化疗期间容易有骨髓抑制,导致白细胞计数降低,通常在化疗后的 7~9 天最明显,故化疗后 1 周常需门诊复查血常规。

● 手术后如何门诊随访?

一般乳腺癌复发转移时间以手术后 2 年内最为常见,以后复发转移概率会随着手术后时间的延长而逐渐减少,所以,一般建议手术后 2 年内每 3 个月随访 1 次,第 3 年至第 5 年每半年随访 1 次,以后每年随访 1 次,直至终身。

乳腺癌化学治疗护理

● 化疗前需要做好哪些准备?

(1) 为保护血管,确保化疗顺利进行,建议行经外周中心静脉置管(PICC)。

(2) 定期检测血常规,确保白细胞在正常范围内再进行化疗。

(3) 化疗前患者应保持情绪稳定,有助于增加疗效,减少不良反应。

(4) 合理饮食,清淡易消化,少量多餐,并根据自己的口味,注意调整食物的色、香、味。

(5) 预防感染,室内阳光充足,空气流通。注意口腔卫生,经常用盐水或硼酸水漱口,保持口腔清洁,增进食欲。并注意个人卫生。

(6) 注意休息,避免劳累或受寒,减少频繁进出公共场合所致交叉感染,重视自我保护。

(7) 大多数化疗药物会引起脱发,化疗前可以备好假发、头巾或帽子。

● 化疗的静脉途径有哪些选择?

① 普通头皮针注射(基本不用);② 套管针注射;③ 经外周中心静脉置管注射(PICC);④ 深静脉注射;⑤ 输液港(PORT)。

● 化疗期间饮食需要注意什么?

由于化疗的毒副作用,会引发口腔炎、损害味觉等,因此,患者在饮食方面以清淡易消化的食物为宜,避免太刺激、油腻的食物。少量多餐,并根据患者的口味,注意调整食物的色、香、味。如果有口腔炎,带酸味的食物较具刺激性,不宜食用。

● 化疗期间为什么要多喝水?

化疗药物进入人体后,药物及其代谢产物要经过泌尿系统排泄。如果药物不能及时排出,在肾脏及膀胱停留时间过长,就会产生较强的毒副作用。因此,患者在化疗时要多饮水,以减轻药物对肾脏的损害。此外,还需要注意以下几点:① 化疗前进行静脉抽血检查,了解肾功能情况。② 化疗时多饮水,使尿量保持在2 000~3 000 ml/d,如果尿量不足,医师可能会使用一些利尿剂,促进排尿。③ 患者如果使用顺铂进行化疗,每日输液量将在3 000 ml以上,其目的是保护肾脏。④ 患者如果使用环磷酰胺或甲氨蝶呤进行化疗,不但要大量饮水,还要注意尿的颜色,有异常及时告知医师。⑤ 必要时准确记录每天的尿量,观察尿液的颜色。

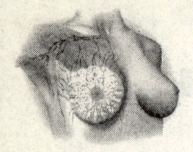

● 外周静脉输注化疗药时如何减轻静脉炎反应？

（1）选择大血管，交替使用。

（2）输液过程中出现穿刺部位疼痛时立即告诉护士。

（3）不要提输液瓶入厕，减少穿刺侧肢体活动。

（4）外周血管化疗后不要用热水洗穿刺部位。

（5）外用药物，如意金黄散、喜疗妥等可减轻静脉炎反应。

（6）一旦出现药物外渗，行封闭疗法。

（7）输注强刺激化疗药，如去甲长春花碱、多柔比星等药物时应行大静脉插管，如PICC（经外周插管的中心静脉导管）可保留6个月至1年，颈内静脉留置导管可保留14天。

● 何谓经外周中心静脉置管注射？

经外周中心静脉置管注射（PICC）是指经外周插管的中心静脉导管，导管由肘前部的外周静脉穿刺置入，沿血管走行最终到达上腔静脉。可将药物直接输注在流速快、血流量大的中心静脉血管，避免了患者因长期输液或输注高浓度、强刺激性药物带来的血管损害，且可在体内留置6～12个月，避免了化疗期间反复穿刺。因此，减轻了患者的痛苦，可取代普通中心静脉导管的输液功能。

● 经外周中心静脉置管注射放置期间需注意些什么？

（1）保持穿刺部位的清洁干燥，不要擅自撕下贴膜。贴膜有卷曲、松动、汗液、潮湿时及时请护士帮助更换。

（2）置管当天，置管侧手臂尽量不要做屈伸等活动，抬高带管侧手臂。为适应导管的存在，促进静脉回流可做转腕、指尖弹琴等活动，不要做使肌力过高的活动，穿刺当天穿刺点有少量渗血是正常现象，无需紧张。

（3）置完导管的头3天，可在沿导管走行的皮肤上轻轻叩击并观察有无肿胀，如有肿胀感向护士报告。

(4) 注意观察针眼周围有无发红、疼痛、肿胀,如有异常应及时联络医师和护士。

(5) 携带 PICC 导管的患者可以淋浴,淋浴前可用塑料保鲜膜以穿刺点为中心在肘弯处缠绕 2～3 圈,上下边缘用胶布贴紧,淋浴后取掉保鲜膜检查贴膜下有无浸水,如有浸水应请护士帮助更换。

(6) 日常家务劳动时,避免来回拖地、洗刷衣服等费力的活动。

(7) 治疗间歇期每 7 天一定要在有条件的医院对 PICC 导管进行冲管、换贴膜、换肝素帽等维护,每次请携带"维护记录册",按维护表中的规定时间去维护。

(8) 携带 PICC 的患者可从事一般性日常生活、学习和体育锻炼。但需避免使用该侧手臂提、托举过重的物品;避免游泳、浴缸、泡澡等浸泡到穿刺点的活动;避免重力撞击带 PICC 的部位;应尽量避免碰触 PICC 体外部分,以免损伤导管或将导管拉出体外。

(9) 需做造影检查时,请提醒医师不能通过该导管用高压注射推注造影剂。

(10) 如出院后不能回院维护时,请在当地找正规医院指定专业护士维护治疗。

● 化疗期间多长时间需要验血常规?

由于化疗会引起骨髓抑制,因此,在患者化疗期间应当监测血常规,从而了解白细胞情况。一般而言,在每次化疗后第 7 天开始即监测白细胞水平,直至下次化疗开始前 1 周。

● 化疗间期发热严重吗?

患者在化疗期间如果发热应及时来医院检查,复查血常规,判断是否为化疗导致的骨髓抑制。若是由于白细胞降低引起的感染,可以用药物升白细胞治疗。但须及时治疗,一旦出现严重感染将危及生命。

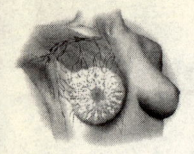

● 化疗期间出现恶心、呕吐该怎么办？

（1）频繁少量饮水，但在进餐前后 1 小时之内尽量不要饮水，无论进餐还是饮水都要慢，少量多餐，进餐后休息至少 2 小时，但不要平卧。

（2）在化疗期间，多采用清淡的饮食，减少食用脂肪、油炸类的食物。

（3）避免同时摄取冷、热食物，试着口含八仙果、蜜饯、甘草、姜片或润喉糖，以减少恶心的出现。

（4）适当的体力活动，放松心情，试用想象、听音乐、看电影、与人交流等方式分散注意力，松弛情绪。

（5）保持房间情境整齐，尽量避免不喜欢的气味，穿着宽松的衣服。

● 化疗期间如何预防感染？

化疗后第 7 天起，医师经常会给患者检验指血，目的是观察白细胞的数量。一般化疗后第 2 周，白细胞降至最低。这是由于化疗药物对增殖旺盛的骨髓细胞有较强的杀伤作用，而造成了白细胞的减少，是暂时性的，一般化疗后第 3 周就开始恢复。人体白细胞的正常值是 $4.0 \times 10^9 \sim 10.0 \times 10^9 / L$。其主要功能是抵抗感染，白细胞低于正常值时，患者要做好以下预防：

（1）首先要注意休息，适当增加衣物，预防感冒的发生。

（2）注意饮食调节，多饮水，食高蛋白、高热量的食品，增加机体的抵抗能力。

（3）保证充足的睡眠，进行适当的室内锻炼。

（4）当白细胞降到 $2.0 \times 10^9 / L$ 以下时，医师会给予升白细胞药物治疗，患者应遵从医嘱。

（5）如果发现身体有较小的伤口，要及时给予消毒处理，避免引起全身感染。

(6) 当白细胞降到 $1.0×10^9/L$ 以下时,患者需要住隔离病房,每日消毒病房,并减少探视。

(7) 要注意体温的变化,这样有助于早期发现感染。

● 化疗出现腹泻应该怎么办?

化疗药物影响小肠细胞的正常代谢,使肠道功能紊乱,造成腹泻。出现腹泻时,患者要注意以下几点:

(1) 多饮水,最好是果汁类饮料,补充体内丢失的钾,还可进食富含钾的食品,如香蕉、橘子、土豆、桃、杏等,这样可减轻患者乏力的感觉。

(2) 使用无刺激、少纤维素的饮食,腹泻严重时可在医师指导下进流食,症状缓解后,可逐渐增加纤维食品。

(3) 不要食用牛奶及乳制品,防止腹胀。

(4) 少量多餐,以利于肠道功能的恢复。

(5) 注意大便的次数和颜色,如果发现与以往不同,要留取标本并及时通知医师。

(6) 腹泻十分严重时需要静脉输液以补充丢失的水分和营养。

● 化疗期间出现便秘怎么办?

由于化疗药物对消化道黏膜的直接刺激作用,以及患者体质虚弱、活动减少原因,使其肠蠕动减慢,容易导致便秘。进食富含维生素 A、维生素 C、维生素 E 的新鲜蔬菜、水果及含有粗纤维的糙米等为主;多饮水或果汁;多食萝卜、果酱、生黄瓜等或可产气食物以增加肠蠕动;适当增加活动量,如饭后散步等,但不要过度疲劳;同时养成定时排便的好习惯。

● 化疗期间怎么预防口腔溃疡的发生呢?

患者在化疗期间可能出现口腔溃疡,其原因是化疗药物损伤口腔黏膜细胞所致,可采取以下办法预防口腔溃疡的发生:

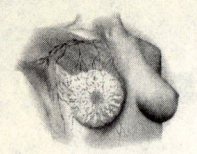

(1) 养成餐前饭后刷牙的习惯,使用软毛牙刷,并经常盐水漱口。

(2) 戒烟、戒酒,保持口腔清洁。

(3) 避免食用刺激性较强或较粗糙生硬的食物。

(4) 进食要细嚼慢咽,食物温度要适宜。

(5) 化疗 7 天后,患者要经常注意口腔内的变化,如有牙龈肿胀或疼痛,及时告知医护人员。

(6) 对已有口腔溃疡的患者,可用生理盐水 500 ml,利多卡因 2 ml,甲硝唑片 0.4 g,庆大霉素注射 16 万 U 配置溶液,饭前饭后漱口,可消炎止痛。

- 什么是输液港?

输液港是一种可以完全植入体内的静脉输液器材。主要由两部分组成:一部分为注射座,置于皮下;另一部分是三向瓣膜式硅胶导管,可插入中心静脉。该输液装置可在体内保留 10~20 年,为长期需要治疗的患者提供可靠的静脉通道。输液或化疗时,将无损伤针插入注射座即可使用,不用时拔除无损伤针。由于输液港完全植入体内,避免了像其他静脉导管有一端留在体外而带来的不便与烦恼,患者洗澡、穿着都不受影响,在治疗的间歇期,每 4 周护理 1 次即可。

- 化疗结束后过多久才可以怀孕?

具体时间会随着药物种类不同而有所不同。理论上讲,只要血液中抗癌药物成分小时即可怀孕。一般说来,抗癌药物使用结束后,再过 6 个月就可以怀孕。但出于优生优育的原则,因为化疗药物可能对卵子有一定损害,建议不要过早受孕,如需怀孕请咨询外科或妇产科医师。

- 口服化疗有效吗?

曾有人认为非注射类抗癌药物,即口服抗癌药物没有效果。但是，最近的临床试验结果表明，口服抗癌药物是有效的。一些患者不方便长期到医院注射抗癌药物，口服类抗癌药物对他们就很有用。而且，由于是分多次服用，所以，每次进入体内的药量就减少了，因此，患者每次所承受的副作用也随之减小。

● 化疗结束后副作用仍然会持续吗？

抗癌药物使用结束后，副作用会渐渐消失。不过，各个部位由于受到影响不同，恢复速度也不是完全一样的。一般而言，新陈代谢活跃的部位恢复较快，比如说，在用药结束后几周内，皮肤、头发等会开始恢复。不过，脱落的毛发要恢复到原来的样子还得花上几个月或者半年左右。虽然要花点时间，却总是会恢复的。所以，不要着急，好好享受生活吧。

抗癌药物的副作用中，也有一些很罕见的，可能在多年以后表现出来，比如说，有极少的一部分白血病是由抗癌药物引起的。如果患者有什么令人担心的症状，不要置之不理，去咨询一下医师会比较好，只是不要太过于担忧了。

乳腺癌放射治疗

● 如何预防放射性皮炎？

（1）放疗时避免过大剂量照射、且照射时去除首饰；

（2）放疗期间保持局部皮肤清洁，使用温和的沐浴用品，勿用力擦洗照射部皮肤；

（3）避免局部过冷或过热刺激；

（4）勿在放射部涂抹一些化妆品或撕贴胶布；

（5）及时观察放疗后皮肤改变，如已发生反应需停止照射，定期随访观察。

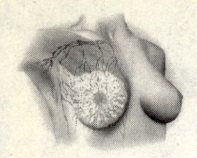

● 发生放射性皮炎时应该如何处理？

当局部出现渗出性皮肤反应，可暴露皮肤损伤区，使其保持干燥或遵医嘱在破损区涂抹具有收敛作用的药物，使其干燥愈合；合并感染时需给予抗生素抗感染，保持创面清洁、干燥，以利愈合。出现湿反应脱皮时，应及时告知医师，视情况决定是否需要停止放疗。

● 放疗间期如何保护皮肤？

照射区皮肤应保持清洁、干燥，尤其是腋部、乳房与胸壁的皮褶处，防止感染。避免对照射区皮肤局部的机械性刺激及化学刺激，如禁用粗毛巾擦拭，穿柔软棉质衣物；避免照射区的皮肤在阳光下暴晒和冷热刺激，禁涂化妆品等刺激性物品；避免搔抓照射区内的皮肤，瘙痒时只可用手轻拍。放疗期间患者可以淋浴，但不易过勤，只可用温凉水，浴中禁用热水及肥皂，更不可用力擦搓。保持放射野标记清楚，标记画线不清楚时，由医师描记，以保证放射区域准确。

应等手术切口完全愈合后再进行放疗。放疗时不要在照射区内粘贴胶布，因其所含的氧化锌为重金属，照射时可产生两次射线，从而加重皮肤反应。

● 放疗结束后还需要保护皮肤吗？

放疗后仍然需要保护照射区皮肤，特别是皮肤萎缩明显、伴有色素沉着和脱失、呈花斑纹状变化者。肤色变黑、脱屑时，患者不可撕搓或用其他方法除去干屑皮肤，随时间延长会自然消退。皮肤、皮下组织纤维化较重的皮肤避免刺激和外伤，以免诱发经久不愈的放射性溃疡。

● 头部放疗会导致脱发吗？

头部放疗可能导致脱发，但患者不必过于紧张，有不少方法可以解决这个问题。患者可以选择合适的假发或者帽子、丝巾等,这样既能保证美观,又能保护放疗处的皮肤避免受到日常生活中例如日照等引起的刺激。同时头部放疗处的皮肤同样需要保护,避免用刺激性洗发液洗头,日光强烈时应减少外出或外出时戴帽子。

● 放疗期间为什么常感到全身不适?

有些患者会因放疗而出现"放疗综合征",是指在放疗过程中出现的乏力、头晕、失眠或嗜睡,以及食欲不振、恶心、呕吐等消化道反应。多与患者的身体状况、放疗前的治疗情况、个体差异、心理因素等有关,在进行饮食调节、合理的休息后,大多能耐受放疗。对于治疗感到疑惑时,患者要及时提出。对于初次接受放疗的患者,很多时候由于知识缺乏而导致对于治疗的恐惧,患者要及时与医护人员进行沟通,了解相关信息及知识,例如放疗的必要性及其价值、放疗的注意事项等,解除因未知而产生的恐惧心理,增强患者战胜疾病的信心。

● 放疗期间在饮食上要注意些什么?

在放疗期间,味觉和食欲会有一定的下降,消化道功能暂时不正常,会出现胃纳差、厌食、会有恶心、呕吐。此时,要鼓励患者进食,应在营养丰富的前提下,在色、香、味上下些功夫,以进食清淡而易消化的食物为原则。注意饮食的合理搭配,以高蛋白、高维生素、高热量且清淡易消化饮食为好,不需过分忌口(除辛辣)。若患者胃肠道不良反应较重,可进食半流质饮食,宜少量多餐。

● 放疗期间如何预防和处理口腔溃疡的发生?

除清淡饮食外,放疗期间需保持口腔清洁卫生,戒烟、戒酒,清除口腔内残留食物,饭后勤漱口,每天刷牙2~3次。使用软毛牙刷、避免辛辣刺激、生硬的食物,食物温度适宜,保持充足的睡眠。如

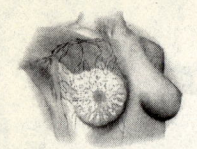

果出现口腔溃疡,应遵医嘱每天用淡盐水或消炎漱口水漱口数次。

● 上肢水肿怎么办?

放疗可能导致不同程度的皮肤、软组织纤维化,从而引起或加重患肢的功能障碍。患者可以根据自己实际情况,如病情、年龄、体力、伤口愈合情况等,进行上肢抬举、旋转、外展等各种运动。锻炼应循序渐进,不可操之过急。生活能自理的患者,鼓励患者自理,如洗脸、漱口、梳头等,以促进肢体血液及淋巴回流,减少肢体肿胀,早日恢复正常功能。

● 出院后要注意些什么?

首先,由于放疗可能引起白细胞减少,应密切观察血常规的变化,遵医嘱每周1次或每2周1次查血常规,并经常测体温,及早发现感染征象。患者应注意休息,尽量少去公共场所,防止交叉感染。必要时,遵医嘱使用升白细胞药物。同时,患者需保持情绪稳定,参与力所能及的活动,避免不良刺激及劳累。注意保护照射区的皮肤,为下次放疗做准备。

乳腺癌术后随访

● 为什么乳腺癌患者需要终身随访?随访的时间如何安排?

对于乳腺癌患者来说,有些乳腺癌的复发和转移可能会发生于多年以后,为了延长患者的生存期,提高患者的生活质量,乳腺癌治疗后的随访是一个终身的过程。通过随访,可能早期发现复发和转移,处理相关的并发症并指导乳腺癌患者康复。随访性检查的频率应与复发或转移的风险平行。一般来说,乳腺癌患者术后3年内,乳腺癌复发或转移的风险比较高,随访的时间间隔相应就较短。手术或行放疗化疗 5 年以上的患者,肿瘤复发和转移的风险明显降低,随访的时间间隔应适当延长。

时间安排:术后第 1、2 年内,每 3 个月 1 次;术后第 3、4 年内,每半年 1 次;术后第 5 年开始,每年 1 次。

● 随访的目的及内容如何?

早期随访的目的主要是:检查手术伤口愈合情况;监督术后化疗、放疗等辅助治疗的实施情况及用药疗效与不良反应的评估。后期随访的主要目的为:检查有无复发或转移病灶,并及时治疗;检查对侧乳房以及评估整个治疗过程。

检查的内容包括:体检、钼靶胸片、B 超、血常规及肿瘤指标等,必要时,还需做骨显像和脑部的检查以及其他脏器的检查,观察有无远处的复发转移。

对服用他莫昔芬的患者,应考虑做盆腔及妇科的检查。同时要注意对患者对侧乳房的检查。

对于大多数患者而言,所谓的"恢复"不仅是身体上的,更是心理上的,有时心理上的恢复时间比生理更为长久。所以,心理评估也是随访的重要内容之一,健康的心理状态是影响疾病恢复的重要因素之一,它能使患者更好地配合治疗,更快地回归到正常的生活中。

乳腺癌患者的营养

● 如何在饮食中预防乳腺癌?

(1) 选择富含各种蔬菜和水果、豆类的植物性膳食,并多食用粗加工的谷类。

(2) 建议不饮酒,尤其禁饮烈性酒类。如要饮酒,则每天男性限制在 2 杯以内,女性限制在 1 杯以内(1 杯酒相当于 250 ml

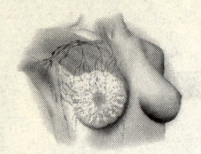

啤酒或 100 ml 葡萄酒或 25 ml 白酒)。

(3) 控制肉摄入量,特别是红肉,最好选择鱼、禽肉取代红肉(牛、羊、猪肉)。

(4) 限制脂肪含量高,特别是动物性脂肪含量高的食物。脂肪为多种肿瘤提供适宜的生长环境,避免油炸或其他脂肪含量较高的食物。选择植物油,特别是单不饱和脂肪酸含量高、氢化程度低的油。

(5) 限制腌制食物和食盐摄入量。

(6) 避免食用被真菌毒素污染而在室温长期储藏的食物。

(7) 注意易腐败食物的冷藏。

(8) 少喝咖啡,咖啡、可可等含有较高的咖啡因,可促使乳腺增生。

(9) 坚持适当的体力活动,均衡饮食,避免体重过重。

● 哪些食物有助抗癌?

(1) 富含维生素的食物:维生素是抗癌必不可少的营养素,维生素 A 能防止上皮细胞的转化,修复上皮细胞的损伤,故可预防各种肿瘤;B 族维生素缺乏可使肿瘤的形成和生长速度加快;维生素 C 可阻断亚硝胺在体内的合成,降低肿瘤的发病率。

(2) 干果类食物,如芝麻、南瓜子、西瓜子、花生、葡萄干等。它们富含多种维生素及微量元素、纤维素、蛋白质和不饱和脂肪酸,营养价值高。

(3) 日常生活中一些常见的食品都是抗癌良方,例如:南瓜是大家熟悉的食品,含有多种维生素和无机盐,其中胡萝卜含量尤为丰富,其可抑制癌细胞的生成和生长。百合含有多种营养素如蛋白质、脂肪、钙、磷、B 族维生素及胡萝卜素,还含有可抑制癌细胞一些特殊的有效成分,如秋水仙碱等多种生物碱。杏仁含有多种营养素,据测定,它含有 15 种氨基酸,其中谷氨酸含量最高。此外,还含有多种维生素及胡萝卜素。尤其是含有极其丰富的苦杏仁苷,这种物质具有抑制并杀伤癌细胞,增强免疫功能。大枣含有多种营养素,如钾、镁、钙、磷等无机盐和微量元素,此外还有丰富的水溶性维生素及烟酸(尼克酸)。它还可用于肿瘤患者化疗和放疗引起的骨髓抑制等不良反应。古话说"药补不如食补",选择正确的食物,均衡饮食,合理膳食,我们也能吃出健康。

● 手术前后饮食有哪些需要注意的?

癌症是一种消耗性疾病,手术前后保证高蛋白高热量富含维生素和膳食纤维的饮食,不但能够维持机体的能量消耗,更能帮助患者在术后尽快恢复。乳腺癌患者术后无需过分忌口,术后6小时麻醉清醒后,无恶心、呕吐等不适主诉即可正常饮食。但糖尿病患者必须控制血糖,高血糖不利于伤口愈合,更可能增加伤口感染的风险。要做到既严格控制饮食,又保证患者足够的营养供给。

● 化疗期间饮食要注意哪些?

化疗期间由于患者的消化功能减退和食欲下降,营养严重低于机体需要量,所以每天食物摄入的总热量尽可能不低于正常人的最低要求。

(1) 由于癌症患者体内蛋白质分解高,合成代谢功能低,处于负氮平衡状态,故对蛋白质的需求量增加。应以优质蛋白为主,如鸡蛋、牛奶、猪肉、豆制品。

(2) 含高分子多糖体的食物可增加癌症患者白细胞数量,提高人体免疫细胞活力,例如香菇、冬菇、金针菇、银耳、黑木耳等。升高白细胞的中医饮食有甲鱼汤、薏苡仁粥、黄芪粥等。

(3) 烹调时要注意色、香、味俱佳,有利于刺激食欲和养料的消化吸收,应让患者多吃煮、炖、蒸等易消化的食物,不吃油煎食物。

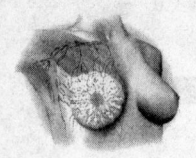

(4) 合理安排饮食和化疗时间。化疗当天,饮食应清淡可口。经静脉化疗时,尽量在化疗前 2~3 小时进食,此时食物已经基本消化排空,化疗结束后晚餐晚些吃,减少恶心、呕吐的症状。口服化疗药物时,饭后半小时服用较好,血药浓度达高峰时,此时已呈空腹状态,消化道反应会轻些。

(5) 化疗期间患者应多喝水(每天饮水不少于 1 500 ml),既有利于纠正水、电解质紊乱,又可加快体内化疗毒物的排出。

● 化疗期间患者食欲不振怎么办?

食欲不振原因一是恶性肿瘤生长、破坏过程中,毒素作用于机体所引起;二是化疗药物会造成暂时性味觉改变,从而产生厌食症状;三是由于化疗引起的消化道的不良反应。

(1) 膳食方面应进食清淡易消化的流质、半流质食物。

(2) 进食时,创造一个愉快舒适的环境,尽可能与家人共同进餐,经常改变食谱,根据患者口味调配食物来增加患者的食欲。

(3) 鼓励患者适当活动,或进食开胃健脾、促进食欲、营养丰富的食品。

(4) 避免浓香、煎炸、油腻的食品,并在饭前、饭后和睡前刷牙以去除口味和异物,促进患者增加食欲。

(5) 恶心、呕吐时采取少量多餐方式,避免冷热食物的刺激。并根据患者口味给予清淡、高热量、高维生素、低脂肪、易消化饮食为宜。

乳腺癌患者的肢体康复

● 为什么要进行功能锻炼?

不同的乳腺癌患者可能面对不同的治疗方法,而很多患者会接受手术治疗,包括乳房穿刺、淋巴结活检或切除、保乳手术、乳房切除术、乳房重建等,这些治疗方法都将涉及术后如何活动上肢和肩的问题,因为这些活动与患者日常的穿衣、洗澡、梳头都密切相关。因此,不论患者经历了什么样的手术,后续锻炼都非常重要。正确的锻炼可防止患侧上肢功能障碍、促进上肢功能恢复到术前的灵活状态。对于放疗的患者,锻炼可以使患肢和肩部保持灵活,有效防止淋巴水肿。

在制订锻炼计划前最好从手术医师、康复师或其他相关医护人员那里寻求专业指导。

● 术后功能锻炼应该什么时候开始?

目前普遍观点认为,乳腺癌术后应尽早进行患肢功能锻炼。在腋下切口处瘢痕组织尚未形成时进行锻炼,可以防止腋窝周围瘢痕挛缩、肌肉萎缩和关节强直,也避免了挛缩的瘢痕组织压迫腋静脉,使腋静脉回流受阻减轻。研究认为,乳腺癌术后功能锻炼持续时间应在6个月以上,特别是前3个月尤为重要。术后当天麻醉清醒后便可开始掌指关节活动,逐渐到腕关节、肘关节、肩关节……不同恢复阶段进行不同部位的重点锻炼,循序渐进。

● 术后功能锻炼的原则是什么?

术后功能锻炼应遵循以下原则:
(1)及早开始,循序渐进、持之以恒;
(2)兼顾锻炼效果与伤口愈合;
(3)锻炼须结合自身实际情况(如:病情、年龄、体力等)进行;
(4)把握锻炼强度。既不能不锻炼,需防止瘢痕收缩及患则肢体功能障碍;亦不能锻炼过度,避免过度牵引引起患肢肿胀。

● 术后早期如何进行功能锻炼?

术后24小时内麻醉清醒后,即可开始进行手指和腕部的屈

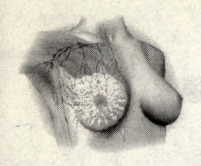

曲和伸展运动,在伤口愈合前,不做手臂外展运动。

在术后最开始几天,可以做一些简单的深呼吸练习:仰卧位,深吸气,尽可能膨胀下胸部;然后呼气放松。让身体的紧张随着气体的呼出而消除,重复3~4次。除可以帮助你放松外,深呼吸可使患侧胸部得到扩张和轻度运动。

术后3天,从肘部逐渐到肩部进行功能锻炼,尽可能用患肢进行日常生活活动:如刷牙、梳头、洗脸等。待拔除引流管后,可逐渐开始肩关节全范围运动。

2周后,引流管拔除后,尽可能多地做一些力所能及的日常活动,并可增加一些功能锻炼操,通过患肢各关节运动、促进血液循环、减轻水肿。在做操前,建议佩戴好义乳,以保持身体平衡,可从医师处获得指导或购买正规的康复指导光碟。

早期功能锻炼可借助一些辅助用品:如康复球、助理拉绳等,且应在医护人员的指导下,结合自身实际情况(病情、年龄、体力等)酌情进行。如:

➢ 握拳运动:5指用力伸直,再用力握拳;
➢ 屈腕运动:5指握拳,用力伸屈腕部;
➢ 旋腕运动:5指握拳,旋腕1周;
➢ 屈肘运动:5指握拳,用力屈肘至肩部再伸直。

● 引流管拔除后如何锻炼?

术后带有引流管的患者,若24小时引流液连续3天少于10~20 ml时,结合皮瓣贴合情况,医师便会考虑拔除胸壁及腋下引流管。拔管后循序渐进进行以下锻炼:

➢ 摆臂运动:站立位,健侧上肢扶于床边,患侧上肢自然下垂,前后用力摆臂;
➢ 旋臂运动:站立位,上身不动,患侧上肢自然下垂,以肩为轴,用力旋前旋后;
➢ 外展运动:站立位,双手向两侧伸开,逐渐到水平位,回收再打开；

➢ 上举运动：站立位，身体不动，双手向上举，逐渐锻炼至手指不能弯曲，完全举过头顶，循序渐进。

● 术后早期锻炼有哪些注意事项？

乳腺癌术后早期锻炼还需注意以下事项，凡有下列情况，需适当延迟活动肩关节，并减少活动量：

➢ 凡有腋下积液，皮瓣未充分与胸、腋壁贴合者；

➢ 术后锻炼第 3 天腋窝引流较多，24 小时引流液大于 100 ml 者；

➢ 近腋区的皮瓣较大面积坏死或植皮近腋窝者。

● 出院康复期应该如何进行锻炼？

出院康复阶段，患肢功能锻炼仍需坚持，以逐渐恢复到术前活动水平，可以根据自身情况选择合适的运动。

1. 中期康复运动（术后 3 个月内）

➢ 背手运动：站立位，将双手伸直逐渐弯曲，向后背模拟系文胸样；

➢ 爬墙运动：对墙而立，将患侧手指放于墙壁逐渐向上爬；

➢ 绕头运动：站立位，身体不可弯曲，将患肢抬起至同侧耳部，逐渐在枕后摸向对侧耳后；

➢ 划臂运动：站立位，双手放于身体两侧，以肩为轴，由前至后如划船状 360°；

➢ 甩手运动：双前臂向前平举，双臂由前向下后方摆动，双前臂向前上摆至头后侧；

➢ 扩胸运动：两手抬至胸前平屈，向两侧用力展开，恢复至平屈；

➢ 体转运动：双手臂上举，一手叉腰，同时向后旋转，目光随另一手移动。

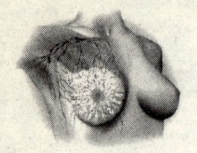

2. 后期康复运动

术后3个月开始,可结合自己的兴趣爱好,配合游泳、乒乓球等体育运动;恢复到工作岗位后,也可做一些办公室操(如图)。

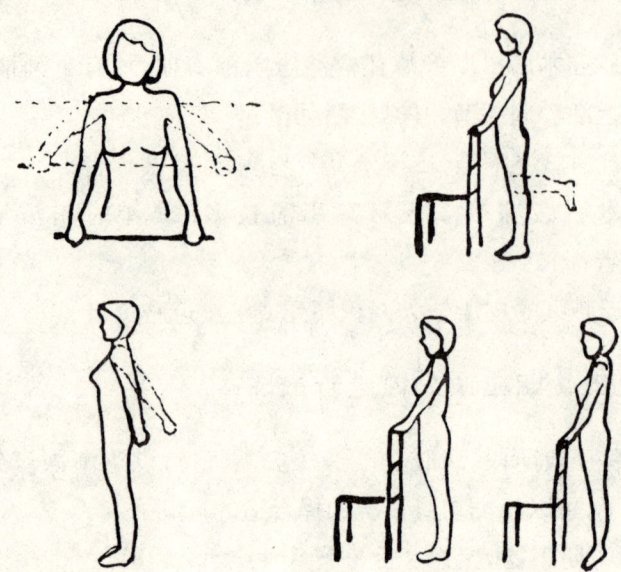

● 如何通过锻炼防止或减轻淋巴水肿?

经历了淋巴结清扫后的患者很可能出现患肢淋巴水肿,过多的淋巴液积聚在你的手或上肢使其产生肿胀。而上肢肌肉的收缩则可帮助淋巴液向腋窝及颈部的回流,促进血液循环,减轻水肿。通过简单的锻炼可以帮助淋巴液中的蛋白重吸收,使肢体的淋巴水肿减轻或消失。锻炼一般需要在引流管拔出后进行,且最好在开始前与医师讨论相关计划。

锻炼需要循序渐进、持之以恒,同时需要注意:① 功能锻炼不等同于健身运动;② 不要在疼痛时锻炼,肢体开始肿胀或变红时停止锻炼;③ 锻炼时最好在患肢带好治疗用弹力袖套,穿着宽松、舒适的衣服;④ 注意患肢保暖,并做好患肢热身:如淋浴、盆浴浸泡等。

环境及辅助器材准备：一个可以进行卧位练习的场所、0.4 kg左右的哑铃、质轻、比手掌略大的弹力球。

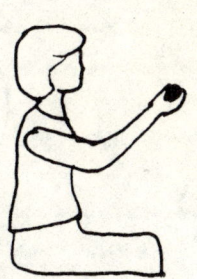

➢ 腕部运动：取坐位或立位，保持后背和颈部正直、肩部放松；紧握弹力球、肢体前伸高于心脏水平；抬高肢体后用力挤压弹力球，保持3秒然后放松；挤压时你可以感受到手指、上下手臂肌肉的力量。

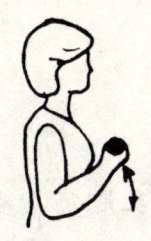

➢ 肘部运动（坐位）：取坐位，手握哑铃、屈曲肘部，屈至一半时停顿6秒钟，再慢慢放膝部，休息片刻再继续，重复10次，可以双手同时进行。该运动使靠近腋窝淋巴结的上臂肌肉得到运动，促进淋巴吸收和回流。

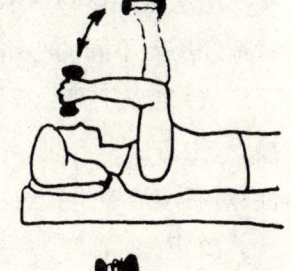

➢ 肘部运动（卧位）：屈膝仰卧，双足放于地面，肩部自然分开，手握哑铃、上肢与地面垂直，缓慢屈曲肘部90°，停顿6秒钟后回到垂直位，重复10次。

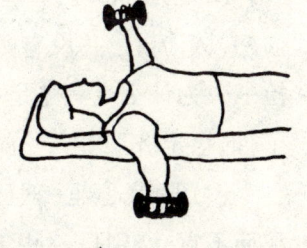

➢ 肩部屈曲（卧位）：平卧位，水平伸展双侧上肢贴于地面，手握哑铃，不要弯曲肘部，缓慢抬高双侧肢体至身体中线，掌心相对保持6秒钟后回到初始位置，重复6次。

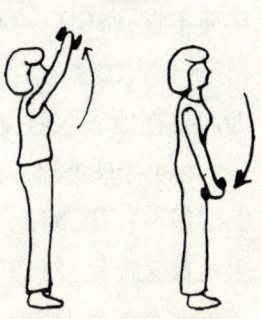

➢ 肩部屈曲（立位）：选择合适站姿、掌心向内，手握哑铃、抬高肢体过头，保持6秒钟，重复10次。

➢ 肩部伸展：取合适站姿，上肢位于肢体两侧，手握哑铃，缓慢侧方抬高上肢高于头部，保持6秒钟，慢慢放回，重复10次。

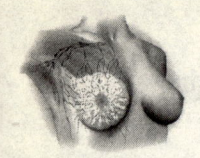

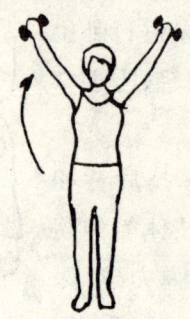 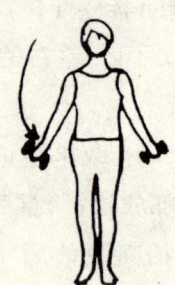

乳腺癌患者的心理康复

● 乳腺癌患者可能出现哪些心理问题？

从疾病确诊到手术，到辅助治疗，再到康复，每一位乳腺癌患者都经历着不同的心路历程，但呈现出类似的心理问题。

（1）否认心理：很多患者在疾病诊疗初期对疾病不愿或不敢接受，抱有侥幸心理，希望是医师诊断错误、希望病理结果是良性，对后续治疗也犹豫不决。

（2）愤怒心理：一些患者在被告知确诊为乳腺癌时会变得很愤怒，认为自己并没有做错什么：健康的饮食、定期锻炼、定期体检……为什么疾病还是不放过我？需要明确的是，事情已经发生了，抱怨无济于事。

（3）隐藏心理：对已患病的事实，很多患者初期表现为沉默、秘而不宣，特别是一些年轻患者，她们害怕亲人、朋友、同事疏远自己，也害怕失去更多发展机会。一方面要与疾病斗争，另一方面还要在他人面前掩饰内心，更增加了其心理负担。

（4）矛盾心理：在与疾病抗争的过程中，乳腺癌患者常常会面临很多抉择，因此也会产生很多内心的矛盾和冲突。如，需要去检查又害怕得到不好的消息；希望能保留乳房又担心肿瘤切除不彻底增加复发风险；希望得到家人的照顾又担心拖累他们……

(5) 焦虑恐惧：对疾病、治疗的恐惧，对家庭、事业及预后的担忧常常充斥在乳腺癌患者的整个诊疗阶段。生活状态的改变、疾病所带来的经济负担、治疗的反应……无时无刻不影响着她们。

(6) 悲观心理：患者对即将或已经发生的身体缺陷以及对工作、生活能力的担忧常会导致情绪不稳定。胸前的伤疤、肢体功能的受限、放化疗的副作用、亲友的态度、病友的离去……时常会触动患者那敏感的神经，容易削弱她们的意志，使她们失去生活的信心。

(7) 自责心理：一些患者常会觉得因为自己罹患乳腺癌而丧失了作为一个家庭照顾者的角色与功能，因没有及早重视疾病、不能很好地照顾子女、拖累家庭等而自责。

● 不良情绪对疾病会有怎样的影响？

有关负性情绪对机体产生怎样的影响，是一个颇具争议的问题。负性情绪可以导致疾病吗？从某种程度来讲，的确可以产生间接的影响。如我们所知，癌症是由突变导致的不可控制的细胞分裂，而突变是与生俱来的或细胞变异产生的，并非情绪引起。但情绪可以通过机体的内分泌和免疫两大系统来影响癌症的发展。无论积极或消极的情绪都将影响激素水平，积极的情绪有利于维持恰当的激素水平、增强机体免疫力，使机体更平稳有效的工作。

那么，是否有抑郁、焦虑倾向的妇女更易患乳腺癌呢？科学研究的结果并不明确。一些研究表明，乳腺癌的诊断与个体的抑郁史有关，但另一些研究并不支持此观点。是否乐观的女性患乳腺癌的概率会更低？也不是，但乐观的人预后会更好一些。回忆你之前的生活，也许消极情绪可能在诱发疾病方面起到一定作用，但无论怎样，过去已无法改变，你所能做的是改变现在和将来，以积极的态度生活，这样不仅可以增强你的免疫力也可以提

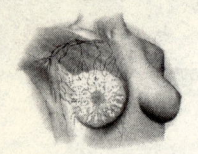

高你的生活质量。

● 为什么告诉别人患了癌症那么难？

当从医师那里得知患了癌症时，你是难以接受的。然而你也许会发现，将这样的事情告诉别人似乎更难。这有很多原因：首先，告诉别人这样的消息可能意味着证实你患病的现状，特别是在你对它的真实性还抱有一定幻想的时候。重复地对亲友说"我是一个乳腺癌患者"无疑强化了疾病对你心理的影响；其次，告知你的朋友和你爱的人这样的噩耗是很痛苦的，因为你不得不面对他们的反应，那可能是镜子中的你自己：震惊、恐惧、悲痛。还有一些新确诊的乳腺癌患者在告诉她们的亲友这样的消息时充满了负罪感。这时，掩盖事实好像是最好的策略，事实上很多事情你无法回避，你无法隐瞒那些很亲密的人。你需要进行手术以及放疗、化疗，这些治疗的影响都显而易见，特别当你的疾病是晚期时，他们迟早会知道这些。掩盖事实对于你和你所爱的人之间的关系百害而无一益，亲友会感觉到被骗和伤害，你也会在治疗期间失去你最需要人的祝福。

对于那些最亲近的人——你的配偶、父母、兄弟姐妹、好友——你最好亲自告诉他们。出于对领导或老板的尊重，你也应该坦白地告诉他们，因为你的治疗可能需要较长时间离开工作岗位。

● 什么途径可以在不吓倒孩子的前提下告诉他们你的疾病？

乳腺癌发病的低龄化成为我们不得不重视的问题，一些初发病例她们的孩子还很小，如何向孩子们传递"妈妈病了，但不要害怕"的信息，有时候需要技巧。首先，不要忽略他们，孩子是你接触最多的亲人也是你的精神寄托，无论你的孩子处于哪个年龄阶段，不管是牙牙学语、是读书还是成家立业，都应该让他们了解你的状况。其次,将问题简单化,特别是对于较小的孩子,复杂的细节可能会使他们更加迷惑,对于任何年龄段的孩子,让他们知道可能会发生什么:比如,乳房的切除、脱发、体重减轻、呕吐等。对于一些年龄尚小的孩子也可以简单地告诉他们,"妈妈的乳房里面长了一些东西让妈妈生病了,所以要拿掉"。当然也可以运用幽默的方法,如果你能笑着应对,那么更可能减少孩子的恐惧。

● 如何正确面对乳腺癌?

癌症是一种威胁生命的疾病,所有的治疗方式都会给情绪与身体造成很大的负担。无论治疗的过程延续多久,拥有来自周围的许多支持,容许自己情绪低落,都是很重要的。以下建议希望对你有所帮助:

➢ 不必当女强人:接受现实,尽量使自己放松,没有必要在医护人员或亲友面前强颜欢笑,自然把内心的恐惧和焦虑发泄出来也许会让你更好受一些。

➢ 主动寻求帮助:需要时寻求朋友与家人的帮助,或者考虑参加某个乳腺癌支持团体(如病友沙龙等)。在这病友群体中,有些妇女正经历着与你类似的遭遇,也有些妇女已经度过了这个阶段,或许可以对你有很大帮助。必要时可以寻求心理医师的帮助。

➢ 积极应对:每个人在自己的人生经历中都逐渐发展出独特的应对方式,采用以往曾经奏效的危机或困难应对方法,或者重新发掘你的精神信仰,而更高境界的应对是运用幽默。

➢ 回归社会:在治疗结束,身体状况基本恢复后,尽早投入到工作中也许对于身心的康复都有利。从事自己喜欢的工作,在工作和社会活动中体会到的价值感,都会帮助你从病人的角色中逐渐走出来。

● 改善消极情绪和心理可以在身体方面做哪些努力?

对于接受乳腺癌根治术的患者,佩戴合适的义乳不仅可以帮

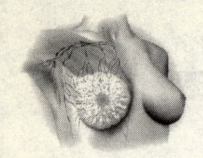

你重新找到身体的平衡,也可以带给你更多自信。

因放、化疗而脱发的患者,选择一款适合你的假发或头巾、帽子也许会使你和家人感觉更舒服。根据自己的身体情况选择并坚持一些运动项目,增加机体抵抗力的同时可以帮你重塑生活的信心。治疗的副作用常会使人显得委靡不振,适当的化妆技术可以掩盖面容的憔悴,增加战胜疾病的勇气。

乳腺癌术后的性生活及生育问题

● 如果有性方面的问题应该咨询谁?

相对于西方人而言,中国人大多是羞于谈性的,而性生活又是人类最基本的生理和心理需求。特别是乳腺癌术后的患者,在治疗及康复期间,对于性及生育方面常会有很多问题,这时可以利用的资源包括:你的医疗团队或妇产科医师、乳腺外科临床专家、性及生殖医学专家以及周围支持你的人。

● 乳腺癌术后还可以有"性"福吗?

经历过手术及辅助治疗后,很多患者产生了较大的身心负担,如:手术瘢痕、形体改变、脱发、乏力、色素沉着、体重改变……有的患者甚至认为自己不再是"完整的"女性,对性的表达也就失去信心,性生活表现被动,久而久之甚至可能发展成为性冷淡,影响性生活的和谐。而同时,配偶则因担心性生活会影响对方康复,甚至担心可能引起病情恶化,也对性避而不谈。

事实上,单纯从乳房的手术或者放疗的角度来讲,并不会降低女性的性欲,也不会影响做爱时的身心反应。同时,精神上及身体生理上的正常生活对于预防疾病的复发有很大好处。

此外,除性交以外,性生活还可以用其他的许多方式来表达,如亲昵的举止、打扮、语言及接吻、抚摸和自慰等等。当乳腺癌患者由于各种原因不想性交或性交困难时,完全可以通过性的其他表达方式来获得愉悦,增进夫妻感情。

● 性生活是否会影响疾病康复?

由于疾病的长期消耗和治疗的影响,患者在开始恢复性生活时会感到力不从心,且夫妻双方都会产生一系列的疑虑和不安,如"性生活是否对患者身体有害"、"肿瘤是否会通过性生活传染"等等。其实,这些顾虑是不必要的。适度、和谐、有规律的性生活不但对身体无害,而且可增强患者的自信心,调整患者的内分泌系统,有利于患者的康复。因为肿瘤疾病不是传染病,所以不会通过性生活而传染给对方。当然,对性的渴求及充沛的体力是进行性生活的前提,所以在治疗期间及处于虚弱状态下的患者是不宜进行性生活的。而性能力的恢复,从另一方面也反映了整个机体的恢复。

● 治疗的副作用是否会影响生育功能?

乳腺癌的一些治疗的确会对生育功能造成一定影响。但没有证据表明,在治疗完全结束后会影响正常受孕,也没有数据表明怀孕会增加乳腺癌的复发风险。如果接受的治疗导致的绝经持续了1年或更长时间,那可能是永久性的绝经,将无法自然受孕。其他治疗相关的副作用对生殖的影响包括:

(1) 手术或放疗:接受卵巢切除或卵巢放疗等去势疗法的患者将不再能受孕。

(2) 化疗:化疗对生殖的影响取决于多种因素,包括年龄、药物的类型和剂量等。一些35岁以下的乳腺癌患者常会发现,化疗结束后恢复了正常的生理周期,但这并不意味着将可以怀孕。

(3) 内分泌治疗:内分泌治疗不会导致不孕,然而乳腺癌的内分泌治疗一般要经过5年,随着自然的老化可能对生育功能产生一定影响。此外,如果在内分泌治疗期间发生性行为,则需要

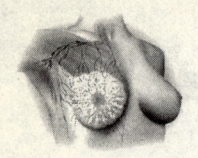

采取必要的避孕措施。

一旦治疗对患者的生育功能产生永久的影响，可以选择通过体外受精的方法拥有自己的孩子。所以，如果你渴望有一个孩子，最好在接受治疗之前与肿瘤科或乳腺外科医师讨论，医师通常会根据患者的情况选择适合的方法，或者建议寻求生殖专家的帮助。

● 治疗结束后多久怀孕较安全？

妇女从妊娠、分娩到哺乳，体内内分泌激素会有很大变化，妊娠早期血浆中的雌激素和肾上腺皮质分泌的激素会明显增加，妊娠中期这些激素水平会下降，后期又会上升；哺乳期催乳素水平则会明显上升；而雌激素、催乳素的变化与乳腺癌的发病有密切关系。但很多研究报道指出，乳腺癌治愈后再妊娠并不影响患者的生存率。

复发转移的患者一般不建议怀孕。此外，由于乳腺癌复发转移最常见在术后 2~3 年内，因此，对淋巴结没有转移的较早期患者一般建议手术后观察 3 年，而有淋巴结转移的患者最好观察 5 年以上再考虑妊娠为好。服用他莫昔芬等进行内分泌治疗的患者，一般建议停药至少半年以上再考虑妊娠。

● 经过治疗后还可以哺乳吗？

保乳手术后经过放疗的大多数患者都会发现，患侧乳房不能产生乳汁，然而少数女性仍然可以用患侧乳房哺乳。如果曾采用放疗，那么可以安全地用你的健侧乳房哺乳。此外，目前尚无证据表明，用治愈后的乳房哺乳对患者或者婴儿是不安全的。

● 治疗结束后在避孕方面需要注意什么？

目前，对于乳腺癌治疗后采用口服或植入式（如 Implanon）避孕药是否安全的证据还不明朗。然而，采用非激素的避孕方法是推荐的,如避孕套、避孕膜、宫内避孕器等。总之,如果你在发现乳腺癌时处于绝经前并且有性行为,那么最好与医师讨论合适的避孕方法。

● **如何应对治疗后的不孕?**

也许你已经做了很多努力,在治疗结束后仍然可能面临这样的问题。不孕,无论是对于计划生育的患者还是整个家庭来说,都是一个不小的打击。因此,治疗之前与医师进行沟通显得很重要,必要时可以选择冷冻胚胎、体外受精等。此外,领养一个孩子;咨询相关的生殖专家;与医疗团队成员或身边支持你的人倾诉你的感受;与有着类似经历的病友分享你的体会;必要时咨询心理医师对你可能都是有帮助的。